Schön!?

Katharina Weiß

Schön!?

Jugendliche erzählen von Körpern, Idealen und Problemzonen

Schwarzkopf & Schwarzkopf

Für den eiskalten Engel &
den Schönsten unter den Sterblichen

Inhalt

»Wer die Schönheit angeschaut mit Augen,
Ist dem Tode schon anheim gegeben,
Wird für keinen Dienst auf Erden taugen,
Und doch wird er vor dem Tode beben,
Wer die Schönheit angeschaut mit Augen.

Ewig währt für ihn der Schmerz der Liebe,
Denn ein Thor nur kann auf Erden hoffen,
Zu genügen einem solchen Triebe.
Wen der Pfeil des Schönen je getroffen,
Ewig währt für ihn der Schmerz der Liebe!«

August Graf von Platen | Aus »Tristan und Isolde«

Vorwort

DAS GEHEIMNIS DES LEBENS LIEGT IN DER SUCHE NACH SCHÖNHEIT«, befand Oscar Wilde, der mit Dorian Gray eine literarische Figur erschuf, die heute mehr Symbolkraft denn je besitzt: einen jungen, makellosen Mann, dessen äußere Perfektion ihm wichtiger als alle Sittlichkeit zu sein scheint. Doch was verbirgt sich hinter dem schwer fassbaren und scheinbar oberflächlichen Begriff der Schönheit wirklich? Ist es ein Gefühl, ein Blickwinkel, eine Eigenschaft? Geht es wirklich nur um das, was man auf den ersten Blick sieht?

Um herauszufinden, was Schönheit für Leute in meinem Alter bedeutet, habe ich mit Fashionfreaks, Tattoomädchen, Paradiesvögeln und unscheinbaren Erscheinungen, Narzissten und Komplexbeladenen, BMI-Fetischisten und leidenschaftlichen Essern gesprochen. Wie sie zu den gängigen Idealen stehen, wie sehr sie sich von ihnen beeinflussen lassen und wie dringend sie ihnen entsprechen wollen, hat mich ebenso interessiert wie ihre Ansprüche an ihre Partner oder Freunde. Obwohl wir unser ganzes Leben lang von optischen Reizen geleitet werden, ist die Auseinandersetzung mit der eigenen Oberfläche, mit Stil, Ästhetik und Erotik in keiner Lebensphase so präsent wie in der Jugend. Aber wünschen wir uns wirklich alle Schönheitsoperationen, stählerne Muskeln oder einen Lebensabschnittsgefährten aus dem Katalog? Was ist schön? Tatsächlich hat jeder der 25 jungen Menschen, die hier erzählen, eine ganz eigene Antwort auf diese Frage gefunden.

Es waren wundervolle, lustige, bewegende und – weil sehr intime – auch manchmal schwierige Gespräche, die ich für dieses

Buch führte. Vor allem diejenigen, die mit Essstörungen und Diätwahn kämpfen, gewährten mir einen erschütternden Einblick in ein hochkompliziertes Leben zwischen Realität und ihrem Märchen(albtraum-)land der »Thinderellas«. Nicht alle »Anas« und »Mias«, mit denen ich mich im Laufe meiner Recherchen traf, finden sich auf den nächsten Seiten wieder. Für die meisten von ihnen war es ein zu großer Schritt, die eigene Krankheitsgeschichte mit der Öffentlichkeit zu teilen. Auch für Julia, die sich neun Jahre lang nach jedem Abendessen den Finger in den Hals steckte, war es nicht einfach, sich zu öffnen. Wie so oft im Leben brachte sie der Zufall dazu: An dem Abend, als ich mit meinem Debüt *Generation Geil* bei Stefan Raab saß, war die Couchsurferin Christine Neder, deren Buch *90 Nächte, 90 Betten* ebenfalls beim Schwarzkopf & Schwarzkopf Verlag erscheint, bei Julia zu Gast. Die beiden sprachen über mich und ich blieb Julia im Gedächtnis, sodass sie wenig später auf den »Gefällt mir«-Button auf meiner Facebook-Seite drückte. Als sie mitbekam, wie ich dort einen Aufruf für *Schön!?* startete, meldete sie sich bei mir, um zum allerersten Mal in ihrem Leben mit jemandem über ihre Bulimie zu sprechen.

Über mein erstes Buch habe ich auch Okan kennengelernt. Er bat mich um ein Schülerzeitungsinterview und es entwickelte sich ein reger Telefonkontakt zwischen uns. Okan umgibt eine Aura der Seriosität, die ich mit *Spiegel*-Redakteuren assoziiere, und gehört zu den Menschen, die bei einer 20-Uhr-Verabredung bemerken: »Dann ist es heute leider nix mit *Tagesschau* gucken!« Trotzdem wurde unser Gespräch persönlicher als gedacht. Er erzählte mir von Gewichtsproblemen und einem darauffolgenden Klinikaufenthalt, den er noch heute in flammenden Reden gegen Size-Zero anführt.

Richtig ans Herz gewachsen ist mir auch Anni, die viele meiner Ansichten teilt und davon überzeugt ist, dass »jedes Mädchen jeden Jungen bekommen kann. Unter der Bedingung, dass es weiß, was er will.« Nicht zuletzt weil sie mir ein selbstgemachtes Chuck-Bass-Shirt schenkte, nimmt unser Nachmittag in einem Berliner Starbucks einen Topplatz unter meinen Interviews für dieses Buch ein. Typische Mädchengespräche über attraktive Männer und Problemzonen führte ich auch mit Lisa, Lily und Juli. Und Stella berichtete mir sogar von einem tragikomischen Schönheitswettstreit, der sie um eine Freundschaft brachte.

Die Treffen mit Jonas und Marc, beide ein bisschen Bad Boy, ein bisschen selbstverliebt, aber charmant, erlaubten mir einen tiefen Blick in die Seelen gleichaltriger Jungs. Und auch Benjamin, der sich von der Romanze mit einem superhübschen Mädchen bis heute nicht so recht erholt hat, ließ mich hinter seine auf den ersten Blick perfekte Fassade blicken.

Ganz wunderbare Stunden verbrachte ich außerdem mit Jugendlichen, die dafür bezahlt werden, durchtrainiert und hübsch zu sein: mit Models. Franz erzählte mir von seinen Aufträgen für Gucci und die *Vogue* und davon, dass es für ihn weitaus Schlimmeres gäbe, als eines Tages nicht mehr attraktiv zu sein. Und wie viel Bestätigung einem die Arbeit vor der Kamera gibt, berichteten mir die Hobbymodels Catia und Alvan, mit denen ich das Oktoberfest und die heiligen Hallen des KFC unsicher machte.

Trotz aller Unterhaltungen, die ich über gesunde Ernährung und Fitness führte, gibt es zwischen Hamburg und München wohl kein Fastfood-Restaurant mehr, dem ich keinen Besuch abgestattet hätte. Zwei davon besuchte ich mit Brian-Keith, der seine Klamotten nach Stil und Farbe sortiert und an beinahe jedem Mädchen etwas Schönes findet, und Hannes, der zwar dick, aber zumindest einigermaßen glücklich ist.

Dankend nahm ich auch eine Einladung der Staatlichen Ballettschule Berlin an. »Alles Schlechte bitte raus, da ist die Tür!«, sagte der Ballettlehrer zu Beginn der Stunde – in Anspielung auf Erkältungsviren und miese Laune. Doch als ich den körperlich perfekten, hochkonzentrierten Jungen in ihren hautengen Ganzkörperbodys beim Tanzen zusah, kam es mir so vor, als hätten Schönheit und Perfektion diesen Raum tatsächlich ganz für sich allein – so besonders erschien mir diese Welt, in der man unter größten Anstrengungen die größte Leichtigkeit vermittelt.

Nebenan, in der Schule für Artistik, traf ich Nora. Sie war sehr offen, freundlich und wirkte normal – zumindest bis zu dem Moment, als sie in drei Metern Höhe an einem Luftring baumelte – nur dank der Kraft ihres Nackens. Sie und auch der Football-Spieler Gian-Luca erklärten mir, warum es ihnen Spaß macht, regelmäßig an ihre körperlichen Grenzen zu gehen.

Und auch mit anderen hatte ich spannende und aufwühlende Interviews: Mit der Metlerin Charlotte, die sich seit ihrem sechzehnten Lebensjahr ausschließlich in Schwarz kleidet und für die ein Mann ohne lange Haare und Kinnbart kein Mann ist. Mit Tanja, deren viele Tattoos eine Geschichte über den Drang nach Freiheit und die Sehnsucht nach Aufmerksamkeit erzählen. Mit Sascha, der Frauen mit Autos vergleicht und sich im Anzug am wohlsten fühlt. Oder mit der Fashionbloggerin Anouk (*www.anouk-onthebrink.blogspot.com*), die ich während eines Fernsehdrehs in Hamburg kennenlernte und die mich – ähnlich wie der Jungsdesigner Lennart (*www.wronkowitz.com*) – über die Kunst und Körper in der Modewelt aufklärte.

So unterschiedlich die Jugendlichen, die sich mir öffneten, auch waren, so einig waren sie sich in manchen Dingen – zum Glück. Denn auch wenn man von uns anderes erwartet hätte, weil wir so viel Geld wie keine Generation vor uns für Kosmetika und (Marken-)Kleidung ausgeben, mit Photoshop-Gesichtern und unrealistisch perfekten Werbefiguren aufwachsen und von Botox und Dr. Mang gedanklich nicht allzu weit entfernt sind: Für viele von uns sind es letztendlich kaum die oberflächlichen Kriterien, die über Glück und Unglück entscheiden. Und obwohl vor allem Mädchen eher geneigt sind, charakterliche Schwächen zu akzeptieren, wenn er der Vorstellung des Traumpartners ansonsten doch so nahe kommt, war die Einigkeit darüber groß, dass ein Mensch zum schönsten der Welt wird, wenn man sich in ihn verliebt – ganz gleich, ob er eine Delle zu viel oder ein paar Muskeln zu wenig hat. Alles, was man mit Liebe und Hingabe betrachtet, erstrahlt eben. Oder wie Franziska, die eigentlich auf Frauen steht, aber auch an exzentrischen Gestalten wie David Bowie interessiert ist, in unserem Gespräch sagte: »Es geht nur um ihre Seelen, um das, wofür sie leben und was sie ausdrücken.«

Für gewöhnlich umgeben wir uns mit Leuten, die die Welt ähnlich sehen wie wir. Und »sehen« ist im Kontext dieses Buches wortwörtlich gemeint. Es war aufregend für mich, durch die Recherche auch von Ansichten, Meinungen, Hoffnungen und Idealen zu erfahren, die ich in meinem Bekannten- und Freundeskreis so nicht angetroffen hätte. Die Begegnungen mit den 25 jungen Menschen in diesem Buch haben großen Eindruck bei mir hinterlassen. »Im Grunde sollte man sich selbst wie ein unbeschriebenes Blatt verhalten. Und alle Begegnungen und Erfahrungen sollten Spuren darauf hinterlassen«, philosophierte der 19-jährige Hedi, dem ich eines glücklichen Abends »aufgetranst« in Berlin begegnete. Mein unbeschriebenes Blatt ist nun um einiges bedruckter – um exakt so viele Zeilen, wie dieses Buch Seiten hat.

Katharina Weiß,
im Frühjahr 2011

BENJAMIN, 16 JAHRE

Von Orlando Bloom zu Cristiano Ronaldo

»Es ist hart zu lernen, dass viele Dinge, die am Anfang ganz wunderbar scheinen, am Ende doch nur hohl und unwahr sind.«

ICH WEISS SCHON LANGE, DASS ICH EIN ATTRAKTIVES GESICHT HABE. So ein bisschen wie Orlando Bloom. Das haben mir die Mädchen schon in der siebten Klasse gesagt. Da hatte ich so ein ganz ekelhaft süüüßes Gesicht und dazu dunkelbraune Locken – der Traum aller Prinzessinnenpferdeboybandstreberinnen. Damals, Anfang der Siebten, fand ich Mädchen noch doof. Die waren immer besser in der Schule, weil sie ordentlicher waren und sich bei den Lehrern einschleimten. Außerdem heulten sie immer sofort, wenn man einen Witz über sie gemacht hatte, und von Playstation und Nintendo hatten sie auch keine Ahnung, es sei denn, es ging um diese Nintendogs, solche scheußlichen virtuellen Köter, um die man sich ständig kümmern sollte. Klar, dass ich mit meiner Einstellung damals von den Avancen meiner Schulkameradinnen verschont wurde – trotz Orlando-Bloom-Visage.

Ich glaube, ich war ein ziemlicher Spätentwickler, weil ich erst Ende der siebten Klasse darauf kam, dass Mädchen vielleicht doch ganz cool sind. Und das lag einzig und allein daran, dass sich mein kleiner Freund auf einmal bemerkbar machte. Oh Gott, das klingt alles so verdammt bescheuert, genauso wie »das Erwachen der Hormone«! Einen Orden für denjenigen, der mal einen unpeinlichen Ausdruck für den Zeitraum empfindet, in dem kleine Jungs, nun ja, anfangen, nur noch an Sex zu denken. Das heißt natürlich nicht, dass der Sex in diesem Alter auch nur ansatzweise in greifbarer Nähe wäre. Im Nachhinein denke ich mir, dass das den Großteil der Jungs damals auch komplett überfordert hätte. Wenn man mir mit 13 eine richtige Frau hingesetzt und gesagt hätte: »Mach mal!«, wäre ich vermutlich in Ohnmacht gefallen. Oder, in Anlehnung an die gute alte Grundschulstrategie, einfach weggerannt.

Ein paar Monate später hatte ich dann meine erste Freundin. Die »Beziehung« verlief komplett auf Händchenhalten-Basis, hielt dafür aber erstaunlich lange, ganze vier Monate. Das war dann halt echt so, dass ihre Mutter sie um drei zu mir fuhr, dann gab's

Kaffeeklatsch mit meiner Mom und um sechs gingen alle wieder brav nach Hause. Manchmal gingen wir auch zu zweit in die Stadt und einmal waren wir auf einem Konzert der Killerpilze, die wir beide gut fanden. Unsere Körper und überhaupt unser Aussehen spielten damals noch keine große Rolle, weil wir noch kein ausgeprägtes Anspruchsdenken hatten und die Klamotten immer anbehielten.

Wenn ich mir heute Fotos aus dieser Zeit anschaue, fällt mir auf, was für krassen Babyspeck ich damals hatte. Dass sich was an meiner Figur ändern musste, wurde mir erst klar, als ich in ein anderes Fußballteam kam. Ich bin in einem ziemlich großen Verein mit ganz vielen Teams, denen die Spieler nach Alter und Talent zugeordnet werden. Mit 14 kommt man in eine höhere Mannschaft. Da sind die Trainingszeiten länger und liegen meistens auch später. Vorher hatten mich meine Eltern hingefahren und wieder abgeholt, da hatte ich zu Hause duschen können. Aber bei meiner neuen Mannschaft hatte sich über Jahre und Generationen hinweg der Brauch entwickelt, dass man nach dem Spielen gemeinsam duscht und anschließend mindestens eine halbe Stunde im nahegelegenen Wirtshaus eine halbe Maß trinkt. Für die Jüngeren gab's natürlich nur Cola. Als mir der Vereinschef mitteilte, dass ich aufsteigen darf, war ich so richtig stolz auf mich. »Boah, jetzt bin ich schon fast erwachsen«, hätte wohl der O-Ton meines 14-jährigen Ichs gelautet. Aber das Rumhängen mit den älteren Jungs hat mich ganz schön verändert. Das waren dann nämlich nicht nur die aus meiner Mannschaft, sondern auch die aus der darüber. Die machten in der Dusche schon mal Schwanzvergleiche und so was und erfreuten sich ultra daran, uns mit unseren mehr oder weniger Minidingern verarschen zu können. Auch ihre Körper gaben ihnen Anlass zur Angeberei.

Meinen Babyspeck wurde ich zum Glück ganz schnell los, auch wenn ich nicht superschlank wurde. Mein bester Kumpel Theo und ich, wir mussten uns schon öfter mal neckische Kommentare zu unseren Hühnerbrüsten anhören. Die Sprüche waren nicht böse gemeint, ich habe mich dort auch immer total wohlgefühlt. Aber die Älteren – einer von denen hatte sogar ein echtes Eightpack! – waren cool und ich wollte auch so cool sein. Wir vergötterten die total, insgeheim waren das unsere Idole. Die sahen gut aus, hatten richtige Freundinnen, über die ab und zu auch mal ein interessanter, nicht jugendfreier Kommentar abgegeben wurde, und sie wussten, wie der Hase läuft. (Dass die eigentlich auch nicht so viel mehr wussten als wir, ist mir mittlerweile auch klar geworden.) Und jetzt, da ich selbst zu den Älteren im Verein gehöre, merke ich, wie die Kleinen *mich* verehren! Im Umgang mit denen wird das Selbstbewusstsein schon ganz schön gepusht. Die fragen gar nicht erst nach den negativen Seiten am Erwachsenwerden und man selbst ist dann auch nicht so blöd, die zu erwähnen! Natürlich übertreibe ich manchmal schon so ein bisschen, um ihren Traum von der ekstatischen, motorisierten und testosterongeladenen Adoleszenz aufrechtzuerhalten. Von dem ganzen Scheiß, den man erlebt, werden sie schließlich noch früh genug erfahren. Es ist hart zu lernen, dass viele Dinge, die am Anfang ganz wunderbar scheinen, am Ende doch nur hohl und unwahr sind.

Als ich mich so richtig und unwiderruflich verliebte, dachte ich zunächst auch, das sei jetzt das Ultimative. Aufgrund fehlender Lebenserfahrung habe ich zwar keine genaue Vorstellung, aber ich denke, dass man die erste Liebe aus verschiedenen Gründen sehr viel intensiver erlebt als alles Spätere. Schon allein körperlich haut einen das irgendwie um, das ist ein unbeschreiblicher Kick, wenn sich die Erwartung schließlich in einer Berührung entlädt.

Und dann war mein Mädchen auch noch so schön! Ja, es war verdammt schön! Zwar nicht perfekt – die Fingernägel waren immer ein bisschen zu sehr abgekaut und auf den Handrücken waren oft hässliche verblasste Reste von Clubstempeln. Und wenn sie sich in Rage redete, zog sie die rechte Oberlippe leicht schief nach oben, was man aber nur bemerkte, wenn man ihr ganz nah war. Aber das sind ja nur Kleinigkeiten. Der Körper meiner Freundin war einfach nur geil, sie war fünf Zentimeter kleiner als ich, hatte dünne Beine, einen absolut heißen Po, eine schmale Taille und B-Cups. Dazu ein wunderschönes Gesicht – Schmollmund, eine niedliche Himmelfahrtsnase, krass blaue Augen – und dunkelblonde glatte Haare. Die hat sie sich allerdings vor ein paar Wochen abgeschnitten: Bob – sieht scheiße aus.

Wir hatten uns schon immer gekannt und ich hatte sie auch schon seit längerer Zeit hübsch gefunden und alles, aber so richtig knallte es erst, als wir in der Neunten in dieselbe Klasse kamen. In Geschichte saßen wir zufällig nebeneinander. Der Lehrer hatte sie und ihre Freundin auseinandergesetzt. Ich war extrem glücklich, weil ich mich ihr jetzt zweimal in der Woche für 45 Minuten bis auf fünfzig Zentimeter nähern konnte. Vor allem zu Beginn war ich immer sehr nervös. Ich weiß noch – es ist mir extrem peinlich, das zu erzählen –, dass ich manchmal nachts stundenlang wach lag und mir witzige Sprüche zusammendichtete und Strategien ausdachte, wie sich »ganz zufällig« unsere Hände oder Beine berühren könnten.

Proportional zu meinem Erfolg bei ihr wurden meine Noten in Geschichte schlechter. Aber das war mir egal, denn zum Halbjahr hatte ich es endlich geschafft, ihr einen Schritt näher zu kommen. Wir redeten über *Fluch der Karibik* und darüber, dass der letzte Teil jetzt endlich auch als DVD erhältlich wäre. Dass ich das Ding schon seit fast einem Jahr als Raubkopie auf meinem PC hatte, erwähnte ich selbstverständlich nicht. Sie schlug vor, dass wir doch zusammen mit ihren Freundinnen einen *Fluch der Karibik*-Abend machen könnten, und ich sollte noch ein paar meiner Kumpels fragen, ob sie ebenfalls kommen wollten. Im Gespräch gab ich mich ganz lässig und versuchte, noch einen Rest männlicher Unabhängigkeit zu bewahren, indem ich obercheckerhaft meinte: »Mhm, muss mal schauen, was sonst noch am Wochenende ist ...!« Es war natürlich nichts. Und wenn etwas gewesen wäre – egal was –, dann hätte ich es abgesagt!

Mit Theo und noch einem anderen Freund ging ich dann zu ihr. Eigentlich ist an dem Abend nichts Besonderes passiert, aber ab da waren wir offiziell befreundet. Und jeder, der sich noch an die Lebensphase erinnern kann, in der Menschen vom anderen Geschlecht im unmittelbaren Freundeskreis eher eine Rarität sind, weiß, was für ein Meilenstein es ist, wenn man das Geschöpf der Anbetung plötzlich zur eigenen Clique zählt.

Obwohl ich auf Erfolgskurs war, hatte ich von diesem Zeitpunkt an immer so einen Druck in mir. Sie war total begehrt, ich würde fast sagen, sie war so was wie die Jahrgangsschnitte. Ich musste also ständig Angst haben, dass mir jemand den Rang abläuft und dass die Konkurrenz am Ende doch stärker ist. Da gab es dann auch so eine ganz kurze Geschichte mit einem Typen aus der Oberstufe mit klassisch ausgeprägtem Sixpack. Zum Glück bekam ich das nur so halb mit, trotzdem war ich echt fertig.

Kurz vor den Sommerferien war ich endlich am Ziel meiner Träume. Klingt platt, aber ich wähnte mich wirklich dort, im rosaroten Paradies ... In einem Freizeitpark küssten wir uns zum ersten Mal. Zusammen mit ihr, Theo und meinen Eltern war ich in den Sommerferien dort. Theo hatte ich – wenig loyal – bei meinen Eltern geparkt, aber er sieht es mir nach, schließlich habe ich inzwischen auch schon öfter mal zugunsten seiner Liebeleien zurückgesteckt. Ich lief dann Hand in Hand mit ihr durch die Anlage. Auf der Schiffsschaukel fingen gleich zwei Pärchen, die vor uns saßen, an rumzuknutschen. Und als es gerade so richtig hochging und im Bauch dieses extreme Kribbeln aufkam, das viel Ähnlichkeit mit Erregung hat, schauten wir einander nur ganz kurz an. Und als ich dann plötzlich wusste – so etwa zwei Sekunden davor –, dass wir uns jetzt gleich küssen würden, sicher, zu fast hundert Prozent, da durchfuhr es meinen ganzen Körper: Vollflash! Und von diesem Tag an war sie mein Mädchen.

Ob ich nur mit ihr zusammen war, weil sie so unglaublich gut aussah? Mensch, ich war 15! Spontan lag mir »natürlich« auf den Lippen, aber wenn ich länger darüber nachdenke, dann war schon mehr dahinter. Ich wusste, dass sie ein wenig arrogant und öfter mal unzuverlässig war. Dass sie Aufmerksamkeit brauchte und mit Verbindlichkeiten einige Schwierigkeiten hatte. Aber ich mochte sie, sehr sogar. Sie erwiderte meine Gefühle, ergo war sie zuckersüß zu mir. Um die großen inneren Werte ging es trotzdem nicht. Es kann mir aber auch kein 15-Jähriger weismachen, dass er bei seiner Freundin nicht zuallererst auf das Aussehen geachtet hätte! Es klingt banal, aber das Schöne an der Liebe in jungen Jahren ist doch, dass man sich nicht mit Fragen auseinandersetzen muss wie: Teilen wir dieselben Moralvorstellungen? Kann ich mit ihr zusammenleben? Wird sie immer hinter mir stehen? Wie erziehen wir unsere Kinder? Man kann sich noch den Luxus gönnen, allein der körperlichen Anziehung zu folgen, die von dem anderen ausgeht.

Nach diesem Tag auf der Schiffsschaukel war alles einfach nur unbeschreiblich geil! Wenn ich heute daran denke, wird mir gelegentlich immer noch ganz wehmütig ums Herz. Oh Gott, habe ich das gerade wirklich gesagt? Nun ja, wie gesagt, alles war super. Aber wie in den meisten Fällen ging es letztendlich doch fürchterlich schief. Ein paar Monate lang machten wir echt alles zusammen. Ich befürchte fast, wir gehörten zu diesen ekligen Liebespaaren, auf deren Gegenwart absolut keiner mehr Bock hat. Wir unterbrachen zum Beispiel unsere Dialoge, um uns zu küssen.

Und beim Küssen blieb es natürlich nicht. Wir haben uns ziemlich lange Zeit gelassen, sie wollte immer noch warten. Erst nach knapp sieben Monaten schliefen wir miteinander. Ich weiß noch, das war kurz nach meinem sechzehnten Geburtstag. An meiner Zimmerwand hingen noch die von meiner kleinen Schwester gebastelten Girlanden. Ich hatte kein Problem damit, mich auszuziehen. Damals mochte ich meinen Körper noch, eigentlich fand ich mich sogar ziemlich geil. Bei ihr war das ein bisschen anders, von dem Moment an, als es unter ihre Unterwäsche ging, wurde sie total steif. Das legte sich auch mit der Zeit nicht. Dabei hatte sie überhaupt keinen Grund, ihre Figur war der Hammer!

Sie trug einen weißen BH und einen schwarzen Tanga, aber kein ganz so stoffarmes Teil. Ich bin immer noch sehr stolz auf mich, dass ich den BH mit einem Handgriff aufbekam. Das konnte ich deshalb so gut, weil Theo und ich mit 13 im Skilager permanent geübt hatten. Wir waren zwölf Leute im Zimmer gewesen, zwölf kleine Jungs. An einem Abend hatten wir den Mädchen ihre BHs geklaut. Jeder war in ein Zimmer reingerannt und hatte sich gegriffen, was er kriegen konnte. Elf Jungs hatten sich dann so ein Teil anziehen und sich in einer Reihe aufstellen müssen und der Zwölfte hatte das Öffnen üben dürfen. Nach den ersten Durchgängen hatten wir die Zeit gemessen, ich war mit 43 Sekunden auf Platz zwei in der Gesamtrangliste gelandet.

Trotzdem war ich beim ersten Mal ziemlich aufgeregt, aber das störte mich nicht, ich fand es genial. Davor waren wir nie weiter gegangen als eben nur bis zur Unterwäsche. Und das hatte definitiv nicht an mir gelegen! So eine echte nackte Frau, das ist schon was extrem Überwältigendes. Ich finde es paradox, dass viele Erwachsene so ein Problem damit haben, wenn ihre Kinder Sex haben. Ich meine, ich habe zwar auch ein Problem damit, wenn meine Eltern Sex haben, aber ich verbiete es ihnen nicht. Und jetzt ist nun mal die Zeit in unserem Leben, in der wir nicht nur ständig spitz, sondern auch noch straff und vital sind. Die letzten beiden Adjektive klingen, als wären sie der *Apotheken Umschau* meiner Großmutter entnommen. Sie sind aber nun mal wahr. Nie wieder wird unsere Haut so pigmentflecken- und faltenfrei sein, nie wieder werden die Brüste der Mädchen so rund und fest an ihrem Platz sitzen und nie wieder werden unsere Hintern so Michelangelo-like und knackig in unseren Hosen wackeln.

Hört ihr die verfrühte Nostalgie, die in meinen Worten mitklingt? Ich seh's schon kommen: Theo und ich werden als alte, behämorridete, prostatageplagte Säcke auf unserem Balkon sitzen und den jungen Frauen hinterherglotzen. Voller Wehmut werde ich dann sagen: »Ach, wäre ich doch noch mal jung«, woraufhin Theo mir antworten wird: »Spinnst du, für einmal Schnackseln noch mal vierzig Jahre arbeiten!?« Und anschließend erinnern wir uns an den Lieblingswitz meines Opas: »Weißt du, warum es Viagra jetzt bald in Tropfenform gibt? – Weil die Pillen nicht durch die Schnabeltasse passen!« Oje, oje!

Leider war es mit meinem frisch aufgekeimten Sexleben dann auch ganz schnell wieder aus und vorbei. Mein Mädchen hatte sich nie anmerken lassen, dass irgendwas nicht stimmte. Eines Tages sagte es nach der Schule zu mir: »Ich weiß nicht, wie ich es sagen soll, aber du kannst es dir bestimmt denken!?« Ich konnte mir gar nichts denken. Daraufhin gab es ein paar Ähs und Alsooos von sich. Ich peilte immer noch nichts. Und dann rückte es mit der Sprache heraus: »Ich und du, das ist nichts mehr!« Mal abgesehen davon, dass ich erst mal lachte, weil ich den Satz tatsächlich für einen Witz hielt, haute mich das doch ziemlich um.

Theo, der alles mitbekommen hatte, begleitete mich. Wir fuhren auf den Skaterplatz, wo wir nachmittags öfter hingehen, und setzten uns hinter einen Busch. Nachdem die erste Schockstarre überwunden war, begann ich erst mal saukrass rumzuheulen. Ich dachte echt, jetzt, da mein Lebensinhalt weg war, könnte ich nicht mehr weiter existieren. Jede Chance auf Glück war vertan! Vor allem in den ersten Tagen fehlte mir meine Freundin so sehr, wie mir noch nie irgendwas oder irgendwer gefehlt hatte. Normalerweise hatten wir am Abend, genau 20:15 Uhr, telefoniert, wenn wir nicht sowieso miteinander rumgehangen hatten. Zusammen hatten wir dann irgendeinen Film angeschaut oder eine Serie. Meistens hatten wir aber nicht allzu viel davon mitbekommen, weil wir ständig geredet hatten. Gegen Ende unserer Beziehung hatte ich dann immer mehr von der Handlung im Fernsehen mitbekommen. Das hätte vielleicht eine Ahnung in mir auslösen können! Und jetzt musste ich mir auf einmal den ganzen Scheiß allein reinziehen. Es ging mir echt schlecht.

Aber ich bin nicht der Typ, der gleich aufgibt oder sich schnell mit etwas abfindet. Zuerst versuchte ich, mit ihr zu reden, dann schickte ich ihr Nachrichten. Ich überwand mich sogar, ihr von Hand einen Brief zu schreiben. So grottenkitschig und alles. Erfolglos! Nur fünf Wochen nach dem Aus fing sie was mit einem Kerl aus der Hoppergang unserer Schule an. Leute, ich bin echt nicht schwul – aber ich konnte leider trotzdem verstehen, warum sie auf ihn stand! Er hatte leichte Ähnlichkeit mit Cristiano Ronaldo: braune Haut, wirklich leckeres Sixpack, markante Gesichtszüge und einen Stecker im Ohr.

Wenn du eiskalt verlassen wirst, verschwinden deine Gefühle ja nicht einfach so, nur weil sie bei dem anderen weg sind, beziehungsweise nie da waren. Egal, wie sehr man sich einredet, dass der Schmerz vorbeigeht, egal, auf wie vielen Partys man sich abschießt, egal, wie sehr deine Freundinnen auch versuchen, dich abzulenken, egal, wie oft einem die Freunde sagen, dass sie eine dumme Schlampe ist, und egal, wie oft man versucht, ihnen das zu glauben – es wird nicht besser. Wenn man davor – also bevor man die Beziehung eingeht – wüsste, wie scheißweh es danach tut, würden es sich ganz viele Menschen bestimmt noch mal überlegen. Ich dachte immer, ich wüsste, wie es sich anfühlt. Weil ich es in Filmen gesehen hatte und Freunde mir davon erzählt hatten und ich Zeug von Leuten gelesen hatte, die darüber schreiben. Aber als ich es selbst erleben musste, dachte ich mir: Das ist ja noch viel schlimmer als erwartet! Ich glaube auch nicht, dass es leichter wird, wenn zum zweiten oder dritten Mal das große Glück ins Leere gelaufen ist. Man weiß dann höchstens schon eher, welche Verdrängungstaktik am besten funktioniert. Wie gesagt, bei mir hat erst mal gar nichts funktioniert: kein Selbstbelügen, kein Alkohol, keine Ablenkung, kein kollektives Beschimpfen der Ex – alles umsonst. Und wenn man darauf hofft, dass die Zeit alles vergessen macht, dann kann man warten, bis man schwarz wird!

Also wollte ich etwas tun und es lief auf das Wort »irgendetwas« hinaus. Zuerst regte ich mich in Gegenwart all meiner Freunde über sie und das Möchtegernsexsymbol auf. Aber dann entwickelte ich eine Idee. Orlando Bloom gefiel ihr nicht mehr, also musste er Cristiano Ronaldo weichen. Ich hatte immer ein gutes Verhältnis zu mir und meinem Aussehen gehabt. Aber dieser Kerl hatte so viel, was ich nicht hatte. Er machte mir meine Makel bewusst. Natürlich war mir klar, dass mein Gesicht auch mit noch so viel Anstrengung nicht diese Kinnform hervorbringen würde. Aber am Körper konnte ich doch was machen! Meine Überlegungen mündeten darin, dass ich mich im Fitnessstudio anmeldete. Nachdem ich aber schon am zweiten Tag dort von der sechzigjährigen Trainerin begrapscht worden war, dauerte meine Mitgliedschaft nicht lange. Stattdessen machte ich mir so langsam den Hometrainer meiner Mutter zu eigen und suchte nach den alten Fitnessgeräten von meinem Dad, die seit langer Zeit unbenutzt im Keller vor sich hin gammelten. Zudem informierte ich mich im Internet über die besten Trainingsmethoden und die optimale Nahrungsaufnahme. Schon krass, mal zu erfahren, was in dem ganzen Zeug so drin ist, das wir täglich essen.

Am Anfang, so in den ersten drei Wochen, war ich topmotiviert. Da ich danach leider noch keine großen Ergebnisse sah, erlebte mein Enthusiasmus einen kleinen Absturz. Aber ich wollte das unbedingt! Und nach fast zwei Monaten bewunderten die Jungs aus dem Fußballverein zum ersten Mal auch mein Sixpack. Ich hatte nie die krass durchgeformten Männertitten, auch heute nicht. Aber meine untere Bauchmuskulatur definierte sich schon nach kurzer Zeit recht schön. Mit dem sichtbaren Erfolg erlebte auch mein früheres Selbstbewusstsein eine Renaissance. Nur eines störte mich: Obwohl ich von außen immer männlicher aussah, fühlte ich mich immer unmännlicher – wegen des ganzen Kalorienzählens.

Deswegen gab ich das mit dem gezielten Essen auch wieder auf. Danach wuchs mein Sixpack wundersamerweise noch schneller und ebenso meine Beliebtheit bei Mädchen. Ich hatte nie Probleme mit ihnen, eigentlich stand immer irgendein Mädchen so ein bisschen auf mich. Aber nachdem ich zum Muskelungeheuer – das ist jetzt übertrieben, ganz so schlimm war es dann doch nicht, ich bin jetzt kein Arnold-Schwarzenegger-Double – mutiert war, konnte ich mich kaum noch retten. Dabei wollte ich doch nur die eine.

Auf Partys versuchte ich dann immer, meine Flirts direkt vor meiner Exfreundin und dem zweiten Cristiano Ronaldo zu platzieren. War auch nicht schwer. Ein Haufen Tussen machten mich übertrieben an. Mit einigen hatte ich auch was. Im Nachhinein denke ich mir, dass einige, die sogar ein bisschen mehr von mir wollten, echt ganz nett und heiß waren. Und bei denen tut es mir auch total leid, dass es von meiner Seite aus bei der Eine-Nacht-Nummer blieb. Die haben dann an sich gezweifelt, an ihrer Geilheit und überhaupt. Dabei lag es echt in keinster Weise an ihnen. Ich glaube, je älter man wird, desto mehr Entscheidungen trifft man aufgrund seiner Prägung durch die Vergangenheit. Und dann kommen da ganz blöde Sachen raus!

Nachdem ich was mit ihrer besten Freundin gehabt hatte, haben wir uns zum ersten Mal wieder so richtig unterhalten. Na ja, es war eher eine einseitige Unterhaltung. Sie machte mich lautstark zur Sau! Ihre beste Freundin stand auf mich und ich hatte auch immer mal wieder Signale in ihre Richtung ausgesandt. Eigentlich wollte ich nur, dass meine Exfreundin quasi aus sicherster Quelle von meinen neu erworbenen Qualitäten – in verschiedenen Bereichen – erfährt. Deshalb hatte ich über mehrere Partys hinweg immer mal wieder mit ihrer besten Freundin geflirtet, bis es letztendlich ihr wisst schon wo geendet hatte.

Heute halte ich das alles auch für bescheuert und nicht wirklich nett. Jedenfalls stand am Montag nach diesem Geschehen mein Mädchen vor meiner Haustür und fragte mich, was da eigentlich zwischen mir und ihrer Freundin laufe. Sein Gesichtsausdruck war nicht gerade sanft. Und ich dachte in meiner Verblendung, das sei aus Eifersucht so. In beruhigendem, checkermäßigem Tonfall erklärte ich ihm dann, dass da absolut gar nichts mehr ginge, dass es eine einmalige Sache gewesen war. Mein Mädchen rastete aus und warf mir neben possierlichen Schimpfwörtern auch noch Dinge an den Kopf wie: »Du hast dich so verändert, du bist nur noch ein Arsch.« Ich war irgendwie wie von Sinnen und antwortete: »Ach, Schätzchen, reduzier mich doch nicht auf dieses eine Körperteil. Auch wenn es das Geilste an mir ist.« Ey, ohne Witz, ich kann nicht sagen, was mich da geritten hat. Theo, dem ich später natürlich alles erzählt habe, zieht mich noch heute mit diesem Oberspruch auf. Nachdem mich mein Mädchen einige Minuten lang auf das Übelste beschimpft hatte, rannte es aus dem Haus, mit erhobenem Mittelfinger. Und ich fühlte mich seltsam gut. Der Spuk war vorbei. Zwar fand ich meine Exfreundin immer noch heiß und alles. Aber ich war über sie hinweg.

Der Weg zu dieser Erkenntnis war vielleicht nicht der allergalanteste. Aber danach habe ich mich gebessert, ehrlich. Es gibt Typen, die werden nie müde, eklig enge Shirts anzuziehen, ständig das eigene Sixpack zu streicheln und zu erzählen, wer ihnen auf welchem Partyklo wieder einen geblasen hat. Mir hat es keine Freude mehr bereitet. Es war zwar auch nicht so, dass ich es auf einmal total übel fand, der Übergang verlief eher langsam. Aber schon nach ein paar Monaten war ich wieder der Alte. Nur ein bisschen muskulöser. Ach ja, ich bin übrigens immer noch Single, also wenn jemand Interesse an einer Verabredung mit Orlando Bloom inklusive Cristiano Ronaldos Körper hätte …?

JULIA, 25 JAHRE

Kotzen ist wie Zähneputzen: Man macht es einfach

»So richtig erzählt habe ich von meiner Bulimie niemandem, bis heute nicht. Eigentlich ist das jetzt das erste Mal, dass ich überhaupt darüber rede.«

Dass mich mein Freund manchmal als prüde bezeichnet, finde ich ziemlich erstaunlich. Er ertappt mich manchmal dabei, dass ich mir meine Hände vor die Brüste halte, wenn ich durch die Wohnung laufe. Auch vor meinen Freundinnen könnte ich mich nicht einfach so nackt zeigen! Ich lag mal mit einer im Bett, wir führten lange Gespräche und auf einmal zog sie ihr T-Shirt hoch und fragte: »Guck mal, ist das bei dir auch so, dass die eine Brust größer als die andere ist?« Eigentlich ist das eine ganz normale Sache, die Frauen einander eben mal fragen, aber ich könnte das nicht. Auch wenn ich es total schön finde, wenn jemand so mit seinem Körper umgehen kann und sich so öffnet. Vielleicht kostet es mich ja auch deshalb größere Überwindung, weil meine Brüste mit einem Cup C ziemlich groß sind. Für meinen kleinen Körper fand ich sie eigentlich immer schon zu groß, aber da sie von den Jungs immer als schön bezeichnet wurden, sind sie wohl oder übel mein Markenzeichen geworden.

Trotzdem wollte ich meine Oberweite und die Tatsache, dass ich so klein bin, bereits früh mit einem ganz schlanken Körper kompensieren. Schöne Frauen sind für mich einfach groß und dünn, von dem Typ, auf den sich die Medien mit Vorliebe stürzen. Ich war nie wirklich dick, hatte aber einen Minibauch, was mich mit 14 sehr störte. Ich bin mit fettigem Essen und einer Vorliebe für kalorienreiche Sachen aufgewachsen. Aber dünn sein und trotzdem reinhauen, das lässt sich eben nicht vereinbaren. Es sei denn, man stellt irgendwann fest, dass es doch ganz einfach ist, sein Gewicht ein wenig zu reduzieren oder zu halten, obwohl man auf nichts verzichtet: Wenn man sich danach den Finger in den Hals steckt, kann man so viel und so lange essen, wie man will.

Ich habe meinen Körper nie gehasst oder so. Ich bin relativ sportlich, gehe aber nicht gern ins Fitnessstudio. Ich mache Sport ausschließlich für die Hotness, damit meine Beine und mein Po in Form bleiben. Dennoch reichte mir das nicht. Mit 14 oder

15 Jahren führte ich zum ersten Mal das Erbrechen herbei. Mit 16 machte ich es dann regelmäßig, aber immer nur am Abend. Manchmal schlang ich so viel in mich rein, dass mir der Bauch danach wehtat. Die Angst zuzunehmen trieb mich im Anschluss vor die Kloschüssel. Es ging mir nicht darum abzunehmen. Klar hätte ich es schon gern gehabt, noch zwei Kilo weniger zu wiegen, aber eigentlich bin ich in der ganzen Zeit bei einem Gewicht von 46 Kilogramm stehen geblieben. Es war eher eine Gewohnheit. Ich machte es nie gern. Es war wie Hausaufgaben, die man den ganzen Tag vor sich her schiebt, aber am Ende einfach erledigen muss, ob man nun will oder nicht. Teilweise hatte ich auch ein richtig schlechtes Gewissen, weil ich das gute Essen, das meine Oma oder meine Mama gekocht hatten, quasi wegschmiss. Am Anfang denkt man auch noch darüber nach, wie krank das eigentlich ist und wie bescheuert, aber irgendwann wird einem das total egal. Man weiß, man muss am Abend wieder kotzen, und macht es einfach – so wie Zähneputzen. Wenn man einen Fressflash hat, fühlt man sich danach richtig schwer, und wenn dann alles wieder draußen ist, ist man total erleichtert.

So richtig erzählt habe ich von meiner Bulimie niemandem, bis heute nicht. Eigentlich ist das jetzt das erste Mal, dass ich überhaupt darüber rede. Zwar deutete ich es gegenüber meiner besten Freundin mal an. Die nahm das aber nicht ernst und ich vertiefte das Thema auch nicht! Sie machte es dann ebenfalls, wie auch einige andere Freundinnen, aber bei denen war das eher so ein Trend, die konnten damit auch ganz locker umgehen. So nach dem Motto: »Habe mich gerade ausgekotzt, jetzt lass ma' zu McDonald's fahren.«

Zwischendurch probierte ich auch mal Diäten aus, zum Beispiel eine Kohlsuppendiät. Oder ich aß zwei Tage lang nur Obst. Ich versuchte eben alles, was ich mal irgendwo gelesen oder gehört hatte. Ich ging total leichtfertig damit um, war ein richtiges Naivchen.

Und weil ich nur 1,51 Meter groß bin, komme ich auch sehr schnell als solches rüber, als kleines schüchternes Mädchen. Dabei würde ich viel lieber anders wirken, aber irgendwie schaffe ich das nicht. Das ist vielleicht auch der Grund für meine Tattoos. Ich komme aus einem Dorf und da sind Tattoos bei Weitem nicht so akzeptiert wie in Berlin. Die Leute schauen zwar auch in der Großstadt manchmal, aber ihre Blicke sind eher interessiert und nicht erschrocken. Bei mir im Dorf ist es wie überall auf dem Land: Man wird begutachtet und es wird getuschelt und die Menschen verstehen oft nicht, wieso man sich – ihrer Meinung nach – so verunstalten kann. Gerade die ältere Generation hat ja noch eingetrichtert bekommen, dass diese Art von Körperschmuck auf Verbrechen und Verwahrlosung schließen lässt. Ich habe zwei Tattoos: eine Friedenstaube am Handgelenk, mit ungefähr acht Zentimetern Flügelspanne, und einen Schutzengel auf dem Rücken. Der Schutzengel steht für meinen Opa, der 2005 gestorben ist. Er schaut mit seinem schönen Gesicht sanft nach unten, weint und betet. Und irgendwie hat auch die Taube was mit meinem Großvater zu tun: Als Kind saß ich oft neben ihm auf dem Balkon und sah den Tauben des Nachbarn bei ihren Rundflügen zu. Meiner Mutter habe ich den Engel letztes Jahr zum ersten Mal gezeigt. Aber vor meinem Vater halte ich ihn lieber verborgen, obwohl wir ein super Verhältnis zueinander haben. Aber zu diesen Dingen hat er überhaupt keinen Draht. Er drängt mich auch immer dazu, mein Lippenpiercing rauszunehmen, weil er das für eine Verunstaltung hält. Neben dem Lippenpiercing und einem Stecker im Bauchnabel habe ich auch noch ein Lippenbändchenpiercing, seit ich 16 bin. Enie van de Meiklokjes hatte damals so eins. Ich war total von ihr angetan, schaute immer *BravoTV* und bewunderte sie echt. Mit ihren tollen roten Haaren fiel sie überall auf und ich wollte so sein wie sie. Da meine Mama Friseurin ist, hatte ich sowieso im Laufe der Zeit sehr viele unterschiedliche Haarfarben. Auch darin besteht ein Unterschied zwischen Dorf und Großstadt: Die Atmosphäre in Berlin ist viel experimenteller, man begegnet öfter Leuten, nach denen man sich umdreht. Der typische Berlin-Style besteht darin, dass man zwar anzieht, worauf man gerade Lust hat, dass aber doch alles irgendwie zusammenpasst. Die Mischung, die es bei Zara gibt – aus locker und schick –, beschreibt das eigentlich ganz gut.

Wenn ich nach Inspirationen suche, schaue ich auf *www.lookbook.nu* oder laufe einmal durch Berlin, das reicht schon. Ich mag Leggins und darüber Kleider, insgesamt versuche ich, mit der Mode zu gehen. Da bin ich in meinem Beruf als Verwaltungsangestellte ein ziemlicher Einzelfall. Viele Kollegen sind eher langweilig gekleidet, weil mehr darauf geachtet wird, welche Qualitäten jemand mitbringt. Je nach Aufgabenbereich ist das Aussehen mehr oder weniger egal. In der Schule war das ganz anders. Da gab es einen ziemlichen Druck, gut auszusehen, der ganz stark von den Jungs ausging. Als Männer achten sie später weniger darauf; wenn ein Mädchen drei Kilo zu viel hat, aber ein hübsches Gesicht oder einen großartigen Charakter besitzt, dann ist ihnen das egal. Aber so im Alter von zwölf bis 25 ist es vor allem für schöne Jungs sehr wichtig, dass ihre Freundin perfekt ist. Deswegen wäre ich damals nie ungeschminkt rausgegangen. Wenn ich verschlafen hatte und es nicht mehr rechtzeitig schaffte, mich zu stylen, ging ich einfach nicht in die Schule. Inzwischen gehe ich teilweise sogar ungeschminkt zur Arbeit. Auch wenn ich mich dann in der Mittagspause im Spiegel anschaue und mich hässlich und blass und ungesund finde. Wenn ich mich eincreme und ein bisschen Wimperntusche und Rouge auftrage, reicht das schon, dann fühle ich mich richtig wohl. Erst wenn ich feiern gehe, kommt die ganze Prozedur mit Foundation und Lidschatten, dann möchte ich richtig attraktiv aussehen.

Mit 16 quälte ich mich auch immer in hohe Schuhe, damals mochte ich sie. Und dazu gehörten ein passender Ausschnitt und ein kurzer Rock. Obwohl ich sehr kurzsichtig bin – meine Werte liegen bei minus neun und minus sieben Dioptrien –, ging ich nie mit Brille weg. Eigentlich hatte ich sie nur in der Schule auf. Eine Brille verändert viel: Mit ihr sieht man älter und seriöser aus. Ich kaufte mir deshalb so ein Modell, auf dessen Rand ganz groß D&G zu lesen war. Ich dachte mir: Wenn ich schon eine Brille tragen muss, dann wenigstens ein besonderes Modell. Aber mit der D&G-Brille wirkte ich anscheinend extrem tussig. Mein jetziger Freund fand das zum Beispiel! Ich lernte ihn über das Internet kennen. Er hatte seine wilde Phase gerade überstanden und die Schnauze voll von One-Night-Stands, als er mich zufällig in der Kontaktliste einer Freundin entdeckte. Irgendwie unterhielten sich die beiden dann mal über mich und ich ließ ihm ausrichten, er solle mich doch mal anschreiben. Und das machte er dann auch. Später erzählte er mir, dass er ziemlich erstaunt gewesen war, als er mich dann zum ersten Mal mit Brille gesehen hatte, weil das ein ganz anderes Bild von mir ergab, ein tussiges eben. Wenn ich auf dem Foto in meinem Profil die Blingbling-Brille aufgehabt hätte, hätte er mich wohl nie angeschrieben!

Ich mochte immer einen ganz speziellen Männertyp: groß und blond, so in die Matthias-Schweighöfer-Richtung, vom Körper her zwar nicht protzig und breit, aber bitte auch kein Strich in der Landschaft. Von der dünnen Sorte sieht man ja in Berlin ganz, ganz viele. Das ist zwar auch schön anzusehen, aber attraktiv finde ich was anderes. Mein erster fester Freund passte dann auch exakt in mein Beuteschema. Er war extrem schön, so einer, der sich vor den Spiegel stellt und zu sich selbst sagt: »Verdammt, bin ich geil!« Dass er glaubte, ihn will jede, sagte er offen. Bei so schönen Männern befindet man sich in einer ständigen Konkurrenzsituation mit anderen Mädchen. Immer hat man Angst, dass er sich eine Schönere sucht, eine, die keinen Speck am Bauch und keine Cellulitis an den Beinen hat. In seiner Gegenwart ließ ich auch mal einen Kommentar fallen, dass ich mit Essstörungen kämpfe, und er war total geschockt und machte mich nieder. Als hätte ihn der Gedanke gestört, dass seine Freundin Bulimie hat, diese Medienkrankheit, über die man viel hört, aber von der man sich selbst ganz weit weg wähnt. Er ging dann auch zweimal fremd, knutschte zwar nur mit anderen, aber für mich war das trotzdem schlimm. Ich verzieh ihm dennoch, weil er eben so ein Frauenschwarm war, auf den die ganzen kleinen Mädchen abfuhren. Schließlich verließ er mich für eine Größere, Blonde. Und ich ging davon aus, dass sie das war, was er immer gesucht und in der Zeit, in der wir zusammen gewesen waren, nicht gefunden hatte. Das deprimierte mich total. Eine Frau guckt bei der neuen Freundin des Ex ja nie zuerst auf deren Schulbildung oder Charakter. Da werden sofort Gesicht und Körper abgescannt, man vergleicht sich mit ihr und lässt sich leicht von dem Gedanken runterziehen, dass sie hübscher ist und deswegen jetzt an seiner Seite. Dass sie ähnliche Interessen hat oder einen passenderen Humor oder nicht so viel nervt, daran denkt man als Letztes. Nachdem er Schluss gemacht hatte, flüchtete ich nach Berlin. Davon versprach ich mir die große Freiheit und dass mein Herz heilen würde.

Die Trennung war ziemlich hart für mich, es tat sehr weh und ich nahm vier Kilo ab, weil ich keinen Bissen runterbekam. Mir fehlte vor allem die Geborgenheit. Du hast zwar deine Freunde, die dich in den Arm nehmen, aber das ist nicht vergleichbar mit der Nähe, die dir derjenige geben kann, den du liebst. Deswegen tue ich echt alles dafür, dass das mit meinem jetzigen Freund hält, ich könnte mir Berlin nicht ohne ihn vorstellen. Er ist eher ein alternativer Typ, geht auf viele Festivals und läuft meistens in Chucks, Jeans und einem lässigen Shirt rum. Wir unternehmen sehr viel zusammen, gehen ins Museum oder Theater. Er ist ziemlich wissbegierig und wir interessieren uns beide sehr für Geschichte, besuchen auch Ausstellungen und so was. Mit meinem ersten Freund ging ich höchstens mal ins Kino. Für den war es wichtig, zu feiern und zu saufen, was man eben auf dem Dorf so kennt. Wenn ich nicht nach Berlin gezogen wäre, hätte ich nie gemerkt, dass mir was fehlt. Mein jetziger Freund ist einfach extrem lässig und cool, aber irgendwie doch ein Rabauke, das zeigt er auch mit seinem Style. So wäre ich auch gern. Ich will nicht das kleine Liebchen und Püppchen sein, sondern lieber der lockere, alternative Typ.

Dass das mit dem Kotzen eigentlich eine Krankheit ist, die dem Körper extrem schaden kann, dass davon die Haare ausfallen können und der Magen verätzt wird, war mir schon irgendwie klar. Aber da es immer hieß, dass »könne« passieren, ging ich davon aus, dass es mich nicht treffen würde. Ich dachte so gut wie gar nicht darüber nach. Als die ersten Symptome auftraten, war es schon zu spät. Ich bemerkte sie schon mit 17 oder so. Heute leide ich an Magnesium- und Kaliummangel. Wenn ich viel Sport mache oder bei akuter Angst oder Stress verkrampfen sich meine Hände und die Handinnenflächen ziehen sich zusammen und zittern – wie bei Edward mit den Scherenhänden. Dann bekomme ich dieses Kribbeln, das in der Nase beginnt und sich im Gesicht ausbreitet. Einmal im Sommer, als es extrem heiß war und ich total unter Stress stand, bekam ich urplötzlich Schüttelfrost und meine Arme versteiften sich, das hielt über Stunden an und es wurde einfach nicht besser. Zuerst spürte ich diese Schäden nur extrem selten, aber mit der Zeit immer häufiger. An dem Finger, der beim Erbrechen früher immer gegen die Zähne stieß, habe ich heute eine Narbe.

Ich war nie in einer Therapie. Aber als ich wegen dieser komischen Erscheinungen mal beim Arzt war, wurde ich mehrmals gefragt, ob ich über längere Zeit erbrochen oder Abführmittel genommen hätte. Tatsächlich nahm ich während einer kurzen Phase auch Abführmittel. Die wirkten dann allerdings in der Nacht und ich bekam furchtbare Bauchschmerzen. Bei ärztlichen Untersuchungen streite ich meine Bulimie bis heute ab, ich kann und will es nicht zugeben. Aber anscheinend muss ich wirklich für den Rest meines Lebens mit den Langzeitschäden klarkommen, die ich früher belächelte. Warum ich nicht mal mit einem Arzt darüber rede, ist schwer zu erklären. Ich möchte nicht als Opfer dastehen und nicht zu den Tausenden Menschen in Deutschland gehören, die eine Essstörung haben. Ich nehme mich auch nicht als Opfer wahr, weil meine Krankheit nie richtig zum Ausbruch kam und ich nicht entdeckt wurde.

Ich fraß mich voll, ging aufs Klo und dann war wieder Platz. Meine Oma wunderte sich immer darüber: »Oh Julia, du isst aber viel, wo steckst du das nur alles hin?« Und ich antwortete ihr mit der Standardausrede, dass ich eben eine gute Verdauung hätte. Damit nicht rauskam, was ich wirklich tat – was sterbenspeinlich gewesen wäre –, schaltete ich im Bad immer den Föhn ein und achtete sorgfältig darauf, dass keiner in der Nähe war. Wenn eine Freundin bei mir schlief, überlegte ich mir kleine Ausreden, weshalb ich nach dem Essen im Bad verschwand: »Ich schminke mich schnell ab, ich muss aufs Klo ...« Nach dem Kotzen wusch ich die Hand gut ab, damit sie nicht so säuerlich roch. Und schaute, ob auch wirklich alle Reste runtergespült worden waren. Nur meine tränenden Augen waren ein Problem, da habe ich immer behauptet, ich hätte mir Wasser ins Gesicht gespritzt oder etwas im Auge.

Meine Vertuschungsaktionen liefen immer gut – zumindest bis zu diesem Abend, als ich mit meinem aktuellen Freund in einem Hotel übernachtete. Beim Griechen hatte ich mich dermaßen überfressen, dass ich gleich nach dem Essen auf das Hotelzimmerklo huschte. Er kam ziemlich schnell hinterher, und als ich ins Bett kam, wollte er wissen: »Hast du gebrochen?« Er hatte was gerochen und es an meinen Augen gesehen. Ich war total in Panik, zum Glück fiel mir aber die Ausrede ein, dass ich den Ouzo nicht vertragen hatte, den es zum Abschluss gegeben hatte. Ich schämte mich so. Und bekam solche Angst, dass er davon abgeschreckt sein könnte und mich verlassen würde, dass ich nach neun Jahren einfach aufhörte, mich zu übergeben – von heute auf morgen. Seitdem habe ich es bis auf zwei Rückfälle nicht mehr gemacht. Davor war es wirklich in abendlicher Regelmäßigkeit passiert, meistens brach ich zu Hause, ein paar Mal aber auch auf öffentlichen Toiletten oder bei Freundinnen. Nur in der Gegenwart meiner festen Freunde war ich immer so glücklich und beschäftigt, dass ich überhaupt kein Verlangen danach hatte, mich zu übergeben. Zusammen mit ihnen musste ich mich auch nicht aus Langeweile überfressen. Diese Art von absoluter Zufriedenheit, von Sich-akzeptiert-Fühlen und Liebe sind das Sättigendste überhaupt ...

HEDI, 19 JAHRE

Wenn die Geschlechter verschwimmen

»Was ich wirklich sexy finde, ist Freiheit – wenn eine Person frei ist und sich unabhängig von Familie, Freunden und der Gesellschaft bewegen kann.«

SCHÖNHEIT IST GESCHLECHTSLOS. Es geht mir nicht um Proportionen oder Ähnliches, es sind wirklich mehr die Eigenschaften und die Ausstrahlung, die einen Menschen in meinen Augen schön machen. Ebenso wenig kommt es auf die Gestik an, die gehört auch zu den Geschlechterrollen und die klammere ich komplett aus.

Wenn es um die Schönheitsideale des Einzelnen geht, kommt man unweigerlich auf die Frage nach seiner Sexualität. Mein Idealbild ist Pansexualität. Im Grunde ist sie wie Bisexualität, doch die reduziert auf das männliche und das weibliche Geschlecht. Pansexualität bedeutet unterdessen, dass man sich in den Menschen verliebt, und nicht in das Geschlecht einer Person. Mir ist klar, dass unsere Gesellschaft Kategorisierungen braucht, sie erleichtern Behördengänge und Statistiken. Aber ich selbst definiere mich nicht als Mann oder Frau, sondern als Mensch. Dennoch ist man ständig gezwungen, sich auszuweisen, wobei Körper und Erscheinung in dieser Gesellschaft auch immer noch zum Geschlecht »passen« müssen. Es gibt scheinbar eindeutige Kennzeichen. Als ich kürzlich bei der Schwulenberatung war, weil ich ein bestimmtes Formular benötigte, wollte der Mann von mir wissen, ob ich nun schwul oder transsexuell sei. Ich antwortete: »Das ist eine philosophische Frage!«, weil ich mich nicht im falschen Körper fühle und auch nicht nur auf Männer stehe. Krasser ausgedrückt: Ich find's gut, dass ich 'nen Schwanz hab, aber es ist mir auch egal, weil er ja nur ein Stück Fleisch ist und nichts über meine Identität aussagt. Schon ganz früh habe ich zu meiner Mutter gesagt, dass man keinen Wert darauf legen sollte, welches Geschlecht der Partner hat. Ich habe mich auch schon in Mädchen verliebt und Mädchen geküsst, überhaupt finde ich Frauen sehr ästhetisch. Ich habe auch schon einige Transsexuelle kennengelernt, von denen ich zunächst dachte, sie wären Männer, aber als sie sich dann auszogen, sah ich, dass es eben doch nicht so war. Es würde mich auch nicht stören, mit denen Sex zu haben.

Auch wenn ich bisher nur mit Jungen Sex hatte – und mein erstes Mal war nun mal mit einem – und bei allem Neuen, bei allem, was ich noch nicht kenne, zurückhaltender bin. Vielleicht habe ich ja auch ein bisschen Angst davor zu versagen.

Mein Vater weiß von meiner Sexualität, weil ich mit 16 meinen ersten festen Freund einfach mit nach Hause brachte. Ihm wäre es lieber, wenn ich mich maskuliner anziehen würde. Männer identifizieren sich stärker mit ihrer Geschlechterrolle, und zwar teilweise so stark, dass sie nicht damit klarkommen, wenn ein anderer Mann sich dieser Rolle nicht fügt. Frauen sind aufgrund ihrer Emanzipationsgeschichte, weil sie Traditionen und gesellschaftliche »Altlasten« um ihrer Gleichstellung willen bekämpfen müssen, oftmals offener und freier. Dass manche Menschen in dieser Hinsicht einfach beschränkt sind, liegt vor allem an ihrer Sozialisation. Und Religion ist ein weiterer Faktor, der die Menschen engstirnig macht. Ich bin evangelisch getauft, aber nicht wirklich streng religiös erzogen worden. Die Kirche manifestiert die Geschlechterrollen, verhindert Denkprozesse und dass man seine eigenen moralischen Grundsätze findet, die Autonomie des Geistes. Deshalb werde ich auch in naher Zukunft austreten. Um ethisch zu handeln, braucht man keine Religion. Die Menschen sollen Verantwortung für sich selbst übernehmen. Ich will es ja eigentlich nicht kategorisch sagen, aber ich bin gerade mal nach Neukölln gefahren und dort hatte ich das Gefühl, dass man als außergewöhnlicher Mensch definitiv öfter angefeindet wird, wenn das Bildungsniveau sinkt oder die Religiosität zunimmt. Wenn mich jemand in der U-Bahn anspricht und fragt, ob ich Frau oder Mann bin, dann sage ich: »Du kannst ja mal nachgucken!«

Ich weiß, was ich habe: Ich habe ein gutes Abitur gemacht und viele Hobbys, viele Dinge, die mich intellektuell befriedigen, weshalb ich auch die Möglichkeit habe, mich freier zu entfalten. Vor allem, seitdem die Schule zu Ende ist. Die Schule ist ein Teil des Systems und da kriegt definitiv jeder Probleme, der auffällt. Aber die Leute in meinem Jahrgang akzeptierten mich, es gab eher Anfeindungen von Schülern in den Stufen unter mir. Die wussten halt nicht, wie sie »das« einordnen sollten. Die Fünftklässler schockierte ich deshalb auch gern, wenn sie nachfragten, welche Geschlechtsorgane ich denn hätte. »Ich habe beides, ich kann sie auch ineinanderstecken«, sagte ich.

Für mich veränderte sich ziemlich viel, als ich mit 16 meinen ersten Freund kennenlernte – auf einem linken Festival. Zuerst fand ich ihn nicht so toll. Aber dann unterhielt ich mich zwei Tage lang mit ihm, weil das Festival mit Übernachtung war, und im Gespräch wurde er dann irgendwie schön. Er hatte braune, längere Haare, trug eine Brille, war größer als ich, von normaler Statur und mit vollen Lippen. Das mit uns hielt ungefähr ein Jahr. Er hatte persönliche Probleme, wohnte in einem Dorf und wurde dort einmal als »Dorfschwuler« überfallen und geschlagen. Danach wechselte er seinen Wohnort und die Schule. Dem Ganzen fiel ich dann auch zum Opfer.

Mein zweiter Freund sah anders aus: Er war ganz, ganz dünn, mit Sixpack, sehr blass, hatte hellblonde Haare und eine echt große Nase. Und das bescheuerte Sprichwort traf auf ihn zu – was ich aber erst rausfand, als wir schon eine Weile zusammen waren. Ich denke, es ist besser, wenn man eine gewisse Zeit wartet, denn wenn man sofort mit jemandem schläft, wird man zu austauschbar. Auch wenn's um *www.gayromeo.com* oder so geht, ist das so: Dank dieser Plattformen kann man schnell Sex haben, fast schon wie im Onlineshop. Wenn man in einer kleineren Stadt wohnt, braucht man solche Communitys, um Gleichgesinnte kennenzulernen.

Obwohl ich mich nach einer Beziehung sehne, bin ich auch One-Night-Stands nicht abgeneigt. Bei der Wahl des Sexpartners kann es auch um Charisma gehen, aber meistens geht es nur ums Aussehen. Es ist einfach so: Man weiß ja, dass das Zusammensein nur einen Zweck hat. Man will da nicht viel Zeit investieren, um jemanden schön zu finden. Und zu lieben ... In Berlin wird meiner Erfahrung nach von vielen das System der offenen Beziehung gefahren. Das hatte ich bisher zwar noch nicht, weil ich immer sehr eifersüchtig war, aber theoretisch ist sie der beste Weg. Liebe hat doch einen größeren Wert, wenn man weiß, dass der andere mit einem zusammen ist, obwohl er auch Sex mit anderen haben kann.

Manche sagen ja, wenn du schwul bist, erkennst du alle Schwulen, das ist Quatsch – vor allem in Berlin. Auch wenn es mir manchmal so vorkommt, als sei die ganze Stadt schwul: Erst wenn man sich mit einem Menschen unterhält, findet man heraus, was für eine Sexualität er hat. In vielen deutschen Städten gibt es nur eine Schwulenszene, aber in Berlin gibt es viele verschiedene: Ledertypen, Skinnys, politisch engagierte Schwule, Bären, die, die einem Klischee entsprechen (wollen), oder Typen von nebenan. Ich bewege mich eher in der queeren Szene, wo es alles und jeden gibt, aber eben auch auf politische Attitüde und Vielfalt geachtet wird. Die Mainstream-Schwulenszene unterwirft sich eher einem Schönheitsideal und achtet auf männliche Geschlechterrollen. Die bleiben dann so schickimickimäßig unter sich. Wenn du bei denen als Transvestit oder als jemand, der mit seiner Rolle spielt, auftauchst, wirst du ausgeschlossen.

Früher, vor Berlin, zog ich mich auch oft schick an: Röhrenhosen, Vintageklamotten – und ich fühlte mich besonders, dachte, es wäre mein Stil, ich hätte etwas erfunden. In meiner Heimat sah ich selten jemanden, der sich etwas traute. Hier in Berlin merke ich, dass dieser Kleidungsstil Trend ist, in der Provinz nicht. Hier macht es keinen Spaß, sich in diese Armee von Nerd-Brillenträgern einzureihen. Also versuche ich wieder meinen eigenen Stil zu finden. Dinge ausprobieren und nicht abgucken! Ganz oft bin ich Diva – die Dreißigerjahre, der Charleston und das Cabaret haben es mir angetan. Sportliche Outfits sind eher nicht mein Ding. Ich liebe hochhackige Schuhe. Der Mensch ist damit größer und hat schönere Beine. Meine Größe ist 42 – und das ist wirklich die Grenze, um billige Schuhe zu finden. Graues Haar finde ich auch schön. Und Marlene Dietrich. Ich mag Edie Sedgwick und Hildegard Knef, Judy Garland, Liza Minelli, Nina Hagen. Männer sind meistens irgendwie langweilig. Aber Klaus Nomi, Andy Warhol, David Bowie und die New Yorker Club-Kids faszinieren mich ... Dabei finde ich schon auch männliche Männer heiß. Ich denke, dass sowohl Gleiches als auch Gegensätze einander anziehen können.

Ich habe das Gefühl, dass ich vielen Leuten in Modesachen voraus bin, denn ich denke mir manchmal: Das hatte ich doch schon vor einem Jahr an. Ich mache meine Sachen auch gern selbst, ich stricke beispielsweise. Mittlerweile ist mir total egal, was andere von meinem Aussehen halten. Meine Kleider sind ein guter Filter, denn mich sprechen nur Leute an, die an mir als Person interessiert sind, und keine Transenfetischisten oder so was. Wenn man sich konform anzieht, so irgendwie schick, wie 'ne Modeschwuchtel halt, wird man öfter angesprochen und dann sind das auch eher männlich wirkende Homosexuelle. Wenn es um Jobs geht, besitze ich Outfits, die grenzwertig sind und die man auch als Mann anziehen kann. Generell bin ich aber für mehr Offenheit der Arbeitgeber und ein Job ist eben auch nur ein Job.

Dass es in der Mode gerade so einen Androgynitätstrend gibt, dass die Geschlechterrollen da so ein bisschen verschwimmen, bemerke ich zwar, aber ich sehe trotzdem nicht, dass sich dadurch in der gesellschaftlichen Wahrnehmung was verändert. Aber generell wird sie immer liberaler, wenn auch in Wellenbewegungen!

Momentan wohne ich im »Tuntenhaus«. Das ist ein linksorientiertes schwules Wohnprojekt in einem ehemals besetzten Haus in Berlin-Prenzlauer Berg. Dort findet einmal im Jahr so ein Hoffest statt und da trat ich vor meinem Einzug als Hedwig auf. *Hedwig and the Angry Inch* ist ein wichtiger Film für mich. Ich kann mich super mit der Hauptfigur identifizieren. Denn Hedwig steht zwischen den Geschlechtern und wird nicht akzeptiert, weil sie zu keinem hundertprozentig gehört. Sie passt in keine Schublade und das macht sie als Person so anziehend, diese gebrochene Persönlichkeit, die nach einem verlorenen Teil von sich sucht. Jedenfalls sang ich damals beim Hoffest *Origin of Love* und danach ergab es sich irgendwie, dass ich einziehen konnte. Das »Tuntenhaus« wurde in den Achtzigern von schwulen Männern besetzt. Mittlerweile gibt es einen Hausbesitzer und Mieter, die aber miteinander im Streit liegen, da – wie fast überall im Zentrum Berlins – luxussaniert und gentrifiziert werden soll. Es gibt nur wenige Türen und Schlüssel, die Toiletten sind auf dem Gang und es gibt nur ein Badezimmer mit Dusche und Wanne, ursprünglich gab es nicht mal das. In den Achtzigern wollte man hier eine aidskranke Tunte pflegen und die damalige PDS sponserte dafür die Sanitäranlage. Es ist schon so, dass man damit klarkommen muss, sich nackt vor seinen Mitbewohnern zu zeigen, weil alle Stellen im Bad gleichzeitig benutzt werden. Es gibt auch keine Wohnungen, sondern nur eigene Zimmer und Gemeinschaftsküchen. Da weht schon etwas der Geist von '68 durch! Ich finde es faszinierend und interessant, dort zu leben. Da kann der Mensch echt so rumlaufen, wie er will, auch mit Strapsen in der Küche ...

Was ich wirklich sexy finde, ist Freiheit – wenn eine Person frei ist und sich unabhängig von Familie, Freunden und der Gesellschaft bewegen kann. Ebenso anziehend finde ich es aber auch, wenn jemand gespalten ist. Und die Menschen spaltet, ähnlich wie die Berliner Mauer es getan hat. Denn sowohl die Spaltung einer Einheit als auch die Zusammenführung zweier konträrer Teile erzeugen Energie. Wenn eine Person zwei konträre Eigenschaften in sich vereint – beispielsweise sehr schüchtern ist und auf der anderen Seite vulgär –, dann entsteht Reibung. Eine solche Disharmonie wirkt unglaublich faszinierend auf mich, weil sie Spielraum für Entwicklung lässt. Solche gespaltenen Personen findet man nicht nur auf der Bühne oder im Film, sondern an jeder Straßenecke. Außerdem hat für mich auch Konsequenz eine große Bedeutung, die fehlt leider vielen Transvestiten und angeblich queeren Menschen. Sie verändern sich je nach Tageszeit und schauen auf die Uhr: »Okay, ab 20 Uhr bin ich Transe, dann wieder Mann!« Sie gehen den einfacheren Weg und versuchen, immer nur die Person zu sein, die gerade passt: Party-Transe oder Bankangestellter im Anzug.

Im Moment kann ich so sein, wie ich bin, und da macht es mir dann auch nicht so viel aus, dass ich ein paar Kilo mehr habe. Aber so mit 15 war ich richtig unglücklich, weil ich übergewichtig war. Ich nahm dann ab, um dem Schönheitsideal zu entsprechen, weil ich der Meinung war, dass es wohl mit einem Partner nichts werden würde, wenn ich mich nicht verändern würde. Dabei war ich eigentlich immer ein glückliches Kind gewesen, sehr ausgeglichen und kein Frustesser. Aber schlank ist halt schön und ich finde auch mager ästhetisch. Für mich selbst wünsche ich mir auf jeden Fall eher mager als dick, aber bei meinem Partner kann es auch anders sein. Bis vor ein paar Monaten habe ich immer mehr Gewicht verloren. Zeitweise hatte ich die Absicht, mich selbst zu einer Kunstfigur zu machen, um quasi unnahbar zu sein. Weil ich Zerbrechlichkeit und Traurigkeit demonstrieren wollte, wollte ich echt sehr, sehr dünn sein. Mein Gedanke: Wenn man nichts Menschliches mehr hat, kann man auch nicht verletzt werden. Außerdem liegt ein gewisser Reiz in der Asexualität, man ist von allen Äußerlichkeiten befreit.

Kunst bedeutet Ausdruck und das ist mein Lebensinhalt. Ich bin Schauspieler und Sänger, Schriftsteller und Maler. Im nächsten Monat habe ich eine Aufnahmeprüfung an der Schauspielschule »Ernst Busch« und an der Universität der Künste. Als ich mal bei dem Wettbewerb »Jugend musiziert« das Gedicht *Selbstgespräch einer Schauspielerin beim Schminken* von Bertolt Brecht rezitierte, erhielt ich den zweiten Preis auf Bundesebene. Ich möchte nichts anderes, als Kunst machen. Diese Sache, dass man unbedingt Geld verdienen und einen Job haben muss, sehe ich als bürgerliches

Ideal. Für einige mag es das Richtige sein. Für mich nicht. Ich habe mir nie Gedanken über eine Familie gemacht, aber wenn ich jemanden kennenlerne, würde ich, glaube ich, nicht so die Vater-Mutter-Kind-Schiene fahren. All diese Modelle und Ideale helfen zwar bei der Orientierung, aber man sollte aufpassen, dass man sich nicht von ihnen einschränken lässt. Sie verleiten einen dazu, sich auf nichts anderes mehr einzulassen als darauf, was die Gesellschaft für okay hält. Ich fühle mich manchmal wie ein Schwamm, der alles aufsaugt und nie genug kriegen kann, deshalb ist es für mich auch schwierig, mich auf ein Ideal festzulegen. Im Grunde sollte man sich wie ein unbeschriebenes Blatt verhalten: Alle Begegnungen und Erfahrungen sollten Spuren auf einem hinterlassen.

TANJA, 19 JAHRE

Für immer eine Packung Gauloises auf der Haut

»Ich spürte etwas Verruchtes und Verrauchtes in mir, und um das greifbar zu machen, ihm einen festen Umriss zu geben, passte ich mein Aussehen diesem Empfinden an.«

VOR ALLEM IM SOMMER WERDE ICH HÄUFIG VON FREMDEN ANGESPROCHEN, meistens mit einem freundlichen Unterton. Sie wollen wissen, woher die Bilder und Muster auf meiner Haut kommen oder vielmehr, warum sie dort sind. »Weil ich sie schön finde!«, antworte ich meistens, weil es keine einfache Erklärung gibt, außer dass sie meine Lebensgeschichte erzählen. Und die kann man für einen neugierigen Unbekannten kaum in zwei Sätzen zusammenfassen, dafür bräuchte man Stunden. Außerdem weiß ich nicht, ob ich selbst mit aller Zeit der Welt die richtigen Worte finden würde, um es jemandem nahezubringen, der sich nicht zu den unveränderlichen Körperbemalungen hingezogen fühlt.

Aber ich will versuchen zu erklären, warum mein Körper mit Tattoos übersät ist: Meine Eltern hatten immer ziemlich erstickende Vorstellungen davon, wie man sein Leben zu leben hat. Damit nahmen sie einander die Luft zum Atmen. Das war aber irgendwie okay, solange die Fassade aufrechterhalten wurde. Doch dann kam heraus, dass mein Vater bereits über Jahre hinweg eine Geliebte hatte – und sogar ein kleines Kind. Er verdiente sehr gut und war beruflich oft unterwegs. Die alte Geschichte eben, eklig und klischeehaft. Als es meine Mutter herausfand, wäre sie – wie ich heute weiß – bereit gewesen, ihm zu verzeihen. Aber er wollte das nicht, er wünschte die Scheidung. Als hätte er all die Jahre gehofft aufzufliegen. Als er nach München zog, war ich 14. Ich hätte mit ihm gehen dürfen, aber dann hätte ich all meine Schulfreunde verloren. Und bis zum Abschluss blieben ja sowieso nur noch zwei Jahre.

Auf eine Art war die Trennung meiner Eltern eine riesengroße Erleichterung für mich. Ich musste nicht mehr in die Rolle passen, die sie für mich ausgesucht hatten. Das Problem war aber, dass ich nicht wusste, welche Rolle ich stattdessen spielen sollte. Ich hatte keine besonderen Charakterzüge und meine Freunde hingen wohl auch eher aus Gewohnheit mit mir ab. Das waren Menschen, die mich so nahmen, wie ich war: still, unscheinbar, mit Sicherheit langweilig. Aber in mir herrschte eine Unzufriedenheit, die ich einfach nicht loswurde. Bis ich Jonas traf, auf der Party einer Freundin.

Ich war schon am Nachmittag zu ihr gegangen und sie hatte mich so richtig toll geschminkt. Ihre Mutter machte das beruflich, deswegen konnte sie das auch so gut. Da meine Mutter was dagegen hatte, durfte ich kein Make-up tragen. Ich tat es natürlich trotzdem, aber es bedurfte immer eines extremen Aufwands. Ich musste meine Wimperntusche verstecken wie andere ihre Zigaretten. Meistens schmuggelte ich die Sachen in meiner Unterwäsche aus dem Haus. Wenn ich heute daran denke! Für die Schule war mir dieser Stress zu groß, deshalb fühlte ich mich eigentlich meine gesamte Schulzeit über hässlich. Aber auf dieser Party sah ich endlich mal gut aus. Meine damals noch dunkelblonden Haare waren gelockt und ich hatte schöne pinke Lippen. Trotzdem saß ich nur so rum, wie immer. Nicht unbedingt, weil ich mich nicht getraut hätte, etwas zu machen. Ich hatte einfach überhaupt keinen Plan, *was* ich tun sollte. Aber er bemerkte mich dennoch. Und das war einer der Hauptgründe, warum ich mich von Anfang an zu ihm hingezogen fühlte. Ein bisschen abwesend saß ich auf dem Boden und wippte unmerklich im Takt der Musik. Es lief gerade *Walking Away* von Limp Bizkit, als sich ein großer dünner Typ neben mich setzte, so ganz zufällig. Er hatte schwarz gefärbte Haare, die er einen Tick zu heftig schüttelte, während er mit dunkler Stimme den Text mitsang: »It's always a sign when you feel yourself bleed. I'm walking away, from all I need.« Irgendwie war das alles so passend – im Nachhinein! Danach kam ein Song von Rihanna und er fragte mich: »Magst du die?« Ich war erst mal erschrocken, dass er mich angesprochen hatte, aber dann antwortete ich und wir begannen ein Gespräch.

Ich fand ihn auf Anhieb hübsch. Aber wenn ich ehrlich zu mir bin, dann hätte ich damals vermutlich jeden Jungen toll gefunden, der sich auch nur ansatzweise für mich interessiert hätte. Jonas war zu der Zeit 18 und das machte ihn in meinen Augen natürlich noch cooler. Außerdem rauchte er, was ich bisher immer abgelehnt hatte. Aber ich wollte nicht blöd rüberkommen, also nahm ich die Gauloise, die er mir anbot, und versuchte, ihm nicht zu zeigen, dass ich vorher noch nie geraucht hatte. In der Aufregung hätte ich beinahe den Filter angezündet. Aber dann gelang mir das alles doch ganz gut. Oh Gott, wie stolz ich darauf war! Fast den ganzen Abend lang saßen wir auf dem Boden. Während alle anderen tanzten und tranken, rauchten und redeten wir. Er hatte damals erst zwei Piercings im Gesicht, eines an der Augenbraue und eines an der Unterlippe. Ich habe ihn so sehr dafür bewundert. Schon an diesem Abend erzählte er mir, dass er sich manchmal ritzen würde, er zeigte mir die Narben. Sie sahen irgendwie schön aus. Er hat mir nie genau gesagt, warum er das machte, auch später nicht, und ich habe ihn nie danach gefragt.

Als die Party zu Ende war, dachte ich: Das war's jetzt, schöner Abend, aber vorbei. Ich traute mich damals nicht, auch nur daran zu denken, ihn nach seiner Nummer zu fragen, oder mir was zu erhoffen. Aber dann bot er mir an, mich nach Hause zu fahren. Zuerst war ich skeptisch, ich hatte total Angst, dass er mit mir ins Bett wollte – so wie die Typen in den Teeniefilmen auf ProSieben. Doch während er seine Jacke holen ging, kam eine Freundin auf mich zu und meinte abwertend: »Seine Exfreundinnen sagen über ihn, dass er total verklemmt ist und sich überhaupt nicht rantraut.« Als ob ich das gewollt hätte! Stattdessen war ich heilfroh über die Bemerkung und konnte die Heimfahrt mit ihm richtig genießen.

Er hatte von Anfang an so etwas Geheimnisvolles und damit hat er all die verborgenen Seiten in mir geweckt. In seiner Gegenwart konnte ich auf einmal extrovertiert sein. Zwischen dem Abend der Party und dem Tag, als wir zusammenkamen, lagen noch ganze vier Monate. Aber schon diese Zeit veränderte mich und meine Mutter spürte das auch. Schon zwei Wochen nachdem ich Jonas kennengelernt hatte, verbot sie mir noch mehr Dinge als sonst. Und als sie auf meinem Handy, das ich von Papa hatte, Fotos von Jonas und mir im Zoo entdeckte, untersagte sie mir ganz, außerhalb der Schulzeiten rauszugehen. Sie wurde einfach nicht damit fertig, dass ihre Seifenblase zerplatzte und dass ich jetzt mit gepiercten, schwarz gekleideten Jungs ausging. Das waren für sie wahrscheinlich die ersten Anzeichen für einen Weltuntergang. Außerdem könnte ich mir gut vorstellen, dass sie neidisch war! Die komplette Ausgangssperre verhängte meine Mutter einen Monat vor meiner Schulentlassung mit der mittleren Reife. Von da an konnten Jonas und ich nur noch telefonieren. Einmal schwänzte ich auch die Schule, um ihn sehen zu können. Da sah ich meinen Namen auf seinem Arm, tief hineingeschnitten, grausam und wunderschön. Die Sehnsucht zwischen unseren Treffen oder auch nur Telefonaten war schmerzhaft, aber ich bemerkte, dass es ein süßer Schmerz war, in den ich mich flüchten konnte, um mich bedeutend zu fühlen, irgendwie unvergänglich.

Zum Abschlussball durfte ich gehen – aber wohl auch nur, weil meine Klassenlehrerin einen Brief an meine Mutter geschrieben hatte. Freundinnen von mir hatten ihr wohl von meiner Ausgangssperre erzählt. Am Ballabend war auch Jonas da. Meine Mutter war zum Glück nicht gekommen. Er wirkte total verzweifelt und als ich mit ihm aus dem überfüllten Saal ging – natürlich um zu rauchen –, fragte er mich mit Tränen in den Augen: »Du, Tanja, wir beide müssen doch zusammengehören, das müssen wir doch, oder?« Ich fing auch zu weinen an und sagte ungefähr tausendmal Ja. Das alles hatte irgendwie was von einem Eheversprechen. Viel zu dramatisch! Aber damals stand ich voll drauf. Auch an diesem Abend küssten wir uns nicht, sehr merkwürdig für eine 16-Jährige und einen 19-Jährigen. Die meisten meiner Freundinnen küssten die Jungen, auf die sie standen, gleich am Abend des Kennenlernens.

Eine Woche nach dem Ball zog ich bei ihm ein. Ich packte meine Sachen – vor allem die Gegenstände, die mir am Herzen lagen. Meine Kleider gefielen mir zu dieser Zeit nicht mehr, sie passten nicht mehr zu meinem neuen Leben, sie passten nicht zu Jonas. Ich färbte mir die Haare schwarz und nahm nur ein Paar Schuhe, zwei Shirts und zwei Hosen mit, als ich ging. Meiner Mutter hinterließ ich eine Nachricht auf dem Anrufbeantworter. Mein Vater stand hinter mir, er reiste extra an und ging mit Jonas und mir aufs Amt. Jonas arbeitete damals schon und zusammen mit dem Unterhalt von meinem Vater und sonstigen kleineren Unterstützungen konnten wir ganz gut leben. Während meiner Ausbildung zur Bankkauffrau machte ich ab und zu auch Nebenjobs. Die Lehre in der Bank machte mir eigentlich überhaupt keinen Spaß. Aber irgendwas musste ich ja tun und die waren die Ersten, von denen ich eine Zusage bekommen hatte.

So um die Zeit meines Auszuges herum machte ich mir zum ersten Mal ziemlich viele Gedanken über Stil und Schönheit und das alles. Im Grunde haben alle Menschen das Bedürfnis, mit ihrer Erscheinung etwas auszudrücken, glaube ich. Sogar die Radlerhosenökofreaks mit Hemden aus den Achtzigern und wild wuchernder Gesichtsbehaarung! Sie wollen zeigen, dass sie erkannt haben, was alle anderen nicht erkannt haben: Die Oberfläche wird überbewertet. Ob sie Recht haben, sei jetzt mal dahingestellt. Klar, letztendlich ist es egal, was man anhat. Aber man macht damit doch auch seine Grundeinstellung deutlich. Wenn man vom Leben viel erwartet, verpackt man sich lieber schön und glänzend, man versucht, dem Film im Kopf zu entsprechen. Und Jogginghosen sind da nicht so hilfreich wie das kleine Schwarze.

An dem Abend, als ich bei Jonas einzog, trug ich ein kurzes schwarzes Sommerkleid. Meine Unzufriedenheit war fast verschwunden. Ich spürte etwas Verruchtes und Verrauchtes in mir, und um das greifbar zu machen, ihm einen festen Umriss zu geben, passte ich mein Aussehen diesem Empfinden an.

Die Zeit mit Jonas war wohl die krasseste meines Lebens. Wir stürzten uns gemeinsam in Grenzerfahrungen. Das deutete sich schon am ersten Abend an: Er hatte zwei Flaschen Whiskey gekauft und wir bestellten uns eine Pizza. Jeder eine Flasche in der Hand, saßen wir auf dem Balkon seiner Wohnung, und nachdem jeder seine fast zur Hälfte geleert hatte, küssten wir uns zum ersten Mal. Da hatte er schon zwei Piercings mehr: ein Septum und eine silberne Kugel in der Zunge. Wir küssten uns die ganze Nacht, über den Pizzakarton gebeugt, ohne einander sonst irgendwie zu berühren. Als wir am Morgen aufhörten, weil er zur Arbeit musste, waren unsere Lippen und Zungen ganz wund. Manchmal, wenn ich daran denke, habe ich noch immer diesen Geschmack im Mund: Whiskey und Metall.

Ein paar Mal ritzte er sich in meinem Beisein. Er erklärte mir, dass er das mache, um sich anschließend besser konzentrieren zu können. Angefangen habe er damit aus Langeweile. Ich glaubte ihm nicht so ganz, aber da seine Schnitte nie wirklich tief waren und er es mit der Zeit immer seltener tat, bohrte ich nicht nach. Außerdem fand ich es wirklich ästhetisch, er sah echt erotisch aus, mein verletzter Held …

Nachdem ich bei ihm eingezogen war, änderte sich mein Essverhalten komplett. Ich war nicht dick oder so, aber er war dünner. Und das geht doch nicht, dass der Junge schmächtiger als das Mädchen ist, dachte ich damals. Jonas aß manchmal tagelang nichts, trank nur Kaffee und rauchte. Ich machte es ihm nach, wie ich ihm so ziemlich alles nachmachte, ohne dass er es von mir erwartet oder verlangt hätte. Die ersten beiden Tage ohne Essen waren hart, aber danach ging es ganz leicht. Nur mal eine Banane oder eine Gemüsebrühe nahm ich zu mir. Ab dem dritten Tag bereitete es mir richtig Spaß. Ich war wie in einem Rauschzustand, es fühlte sich reinigend an. Zwischendrin gab es auch immer mal wieder Tage, an denen ich ganz normal aß, ich konnte problemlos umschalten. Bald war das Verhältnis ausgeglichen und ich war so dünn wie er. Die Fastentage, die danach kamen, hatten nichts mehr mit dem Wunsch zu tun, dünner zu werden. Ich wollte nur alle Erfahrungen mit ihm teilen. Wir lebten wie Zen-Mönche. Außerdem kann Hunger bewusstseinserweiternd wirken, das stellte ich in dieser Zeit fest.

Als wir beide Urlaub hatten, fuhren wir nach Frankreich, da hatte er Bekannte. Das war wieder so eine Phase, in der wir nur Kaffee tranken und rauchten. Wir lebten von Luft und Liebe – im wahrsten Sinne des Wortes. Ich brauchte all die ablenkenden Dinge nicht, ich brauchte nichts außer Jonas. Unsere Seelen stellten sich über die niederen Bedürfnisse unserer Körper. Und in Frankreich überlagerte unser Empfinden die Realität. Jonas hatte von seinen Bekannten Gras bekommen. Ich kann mich noch in kurzen Sequenzen an so einen Abend erinnern, als wir um ein Lagerfeuer rumsaßen, total breit und voller Koffein. Ein Mädchen spielte Gitarre, und während ich es anstarrte, verzerrte es sich, wurde länglich und unscharf, dann ganz winzig und schwarzweiß. Und auf einmal haute es mich um! Ich war wie erschlagen von einem Fressanfall, von einem übermächtigen Hunger, von einem nicht zu ignorierenden Begehren. Das war das schlimmste Gefühl, das ich jemals hatte. Ich schrie ein bisschen rum und bekam daraufhin Kaugummis in die Hand gedrückt. Anschließend befreite ich sie alle einzeln und zittrig aus ihrer Verpackung und schob sie in meinen Mund. Das wurde dann so ein riesiger zäher Ball, auf dem ich versuchte rumzukauen. Aber irgendwie wurde der nicht kleiner, schon bald hatte ich furchtbare Kieferschmerzen vom vielen Kauen. Nach Frankreich nahm ich nie wieder Drogen und hungerte nie wieder exzessiv. Im Nachhinein würde ich sagen, dass Jonas essgestört war. Und ich war es zu der Zeit wohl auch.

Eine Woche nach dem Urlaub begann ich mit den Tattoos. Zuerst wollte ich nur eine ganz kleine Rose am linken Knöchel haben. Aber dann fand ich es so schön, dass ich mir die ganze rechte Seite damit volltätowieren ließ. Jonas gefiel das damals auch gut, obwohl er an sich selbst keine Tattoos mochte. Er hatte die Piercings und ich war das Tattoomädchen. Heute bin ich über und über voll mit Bildern und Mustern. Aber größtenteils nur an Stellen, die man nicht sieht, wenn ich warm angezogen bin. Ich mag es nicht, wenn mich fremde Leute darauf ansprechen, da fühle ich mich so ausgefragt. Menschen, die zehn Kilo zu viel draufhaben, werden ja auch nicht gefragt, warum sie das so haben wollten. Oder ob es einfach so passiert ist. Denn ja, meine Tattoos passieren auch einfach so.

Mit Jonas lebte ich vollkommen reduziert. Wir entzogen uns der Norm. Das äußerte sich nicht darin, dass wir große Sachen machten, die besonders auffällig gewesen wären. Es waren eher so kleine Dinge, die wir als selbstverständlich ansahen, obwohl wir mit unserer Meinung ziemlich allein dastanden. Eine Zeit lang wollten wir zum Beispiel unbedingt vegetarisch leben. Aber manchmal vergaßen wir das oder mich überkam doch wieder der Hunger auf Fleisch. Dann nahmen wir das seelenruhig zu uns – und kotzten es gleich danach wieder aus. So, als ob es damit ungeschehen wäre. Über Schönheit dachten wir nicht viel nach. Keiner von uns orientierte sich an irgendwelchen Idealen. Wir trieben nie Sport, genauso wenig wie ich mich jemals fragte, ob er mich schön fand. Ich war so lange mit ihm zusammen, aber wir schliefen nie miteinander.

Aber man kann nicht ewig so leben, zumindest konnte ich es nicht. Irgendwann fiel mir auf, dass ich ihn nicht liebe. Das Erschreckende war, dass mir nicht einmal das Wort »mehr« bei diesem Gedanken fehlte. Mir fiel nicht auf, dass ich ihn nicht *mehr* liebe – mir fiel auf, dass ich ihn nicht liebe. Dass ich stark geworden war und dass er immer schwächer wurde. Das hatte nicht direkt was mit unserer Beziehung zu tun, da ging es nie um Macht. Ich hatte mich an sein Leben gehängt, wahrscheinlich, weil ich meines nicht sonderlich gemocht hatte. Aber das ließ inzwischen keinen Raum mehr für mein Ich, das sich mit den Monaten ohne meine Mutter entwickelt hatte. Kurz bevor ich ihn verließ, hatte ich zudem das Gefühl, alles über ihn zu wissen. Heute glaube ich, dass ich gar nichts wusste.

Ich gab die Lehre in der Bank auf, weil ich keine Lust mehr hatte, mir Tattoos zu machen, die man sowieso nie sieht, und bewarb mich um eine Stelle als Tätowiererin. In Köln, wo mein Vater zwischenzeitlich hingezogen war, bekam ich ein Vorstellungsgespräch und schließlich auch eine Ausbildungsstelle, die ich mit 18 antrat. Meine Vorbilder sind Künstler wie Miami Ink, zu denen auch Kat von D gehört. Als ich mir sicher war, dass ich umziehen würde, sagte ich Jonas, dass ich mich von ihm trennen würde. Er war traurig. Ich wusste, wie sehr er die Einsamkeit fürchtete, aber trotzdem ließ ich ihn allein. Ich hätte mir einreden können, dass es so das Beste sei. Für uns beide. Aber das wäre gelogen gewesen. Mich von Jonas zu trennen war ein bisschen böse und ich brach ihm das Herz, aber es war meine einzige egoistische Tat in unserer ganzen Beziehung.

Die ersten Wochen bei meinem Dad ging es mir nicht gut. Es war ungewohnt für mich, wieder mit einem Elternteil zusammenzuleben. Ich habe Jonas vermisst, vor allem seine Entscheidungen und die Tatsache, dass ich mich in seiner Gegenwart für nichts rechtfertigen musste. Zur Erinnerung ließ ich mir auf die Stelle am Oberschenkel, über der normalerweise die Hosentaschen liegen, eine geöffnete Schachtel Gauloises mit herausstehenden Zigaretten stechen. Mittlerweile habe ich über vierzig Tattoos, hauptsächlich kleine. Eigentlich sind es nur Bilder, Schriftzüge haben mir noch nie so gut gefallen. Bilder sind in jeder Sprache der Welt gleich, ihre Bedeutung ist kaum variabel. Um nur ein paar meiner Tattoos zu nennen: eine kleine Daisy Duck, die ich mir selbst auf den Knöchel gestochen habe, weil ich als kleines Kind die LTBs geliebt habe, eine Reiterin im Pin-up-Style, die für meine Pferdeleidenschaft steht, und ein paar Bandlogos.

Bald nachdem ich bei meinem Vater eingezogen war, lernte ich Maael kennen. Im Supermarkt um die Ecke. Ich hatte ihn versehentlich für einen Verkäufer gehalten und so kamen wir ins Gespräch. Er ist so anders als Jonas, sehr dunkelhäutig und muskulös, mit dieser Reinheit im Gesicht, immer einem Lächeln auf den vollen Lippen und strahlend weißen Zähnen. Ich möchte bei ihm sein, weil er total offen ist, er kann supergut auf Menschen zugehen. Bei ihm ist es mir wichtig, dass er mich schön findet, vor allem das an mir, was eben anders ist. Meine Tattoos mag er, aber dass ich so viel rauche – immer noch Gauloises –, ist ihm suspekt. Aber mit der Zeit bekommt jeder seine Prägung durch andere Menschen, und die ist nur ganz schwer wieder wegzubekommen – genau wie ein Tattoo.

OKAN, 18 JAHRE

Brille, Beinhaare und Beinahe-Magersucht

»Von Natur aus bin ich mit dunklerer Körperbehaarung ausgestattet. Ein Yeti bin ich zwar auch nicht, aber ohne mein Fell würde ich mich wohler fühlen.«

ES GIBT LEUTE, DENEN STEHEN BRILLEN, ZUMINDEST VERSAUEN SIE NICHT DAS GESAMTBILD. Ich gehöre nicht zu ihnen! Vielleicht sehe ich damit älter oder klüger aus, aber garantiert nicht besser. Natürlich kann man jetzt sagen, dass ich mir das nur einbilde, aber ich habe ja auch einen Spiegel und vor dem bin ich wirklich nicht übermäßig kritisch. Dennoch: Die Brille zerstört's einfach. Beim Kontakt mit Fremden nehme ich das Teil auf meiner Nase zunehmend als Fremdkörper wahr. Das äußert sich dann zum Beispiel darin, dass ich sie absetze, wenn ich mich mit einem Mädchen unterhalte, das ich schön oder nett finde. Auch wenn ich durch die Stadt gehe, helfe ich meinen Augen nur ungern mit dem Gestell nach. Wenn ich mir vorstelle, dass mich ein Mädchen zum ersten Mal mit Brille sieht, ist das ein furchtbar unangenehmes Gefühl. Ich fühle mich hässlich. In meiner Selbstwahrnehmung ist die Frage »mit oder ohne Brille?« schon ein ziemlich großer Faktor. Deswegen bin ich auch dran, Kontaktlinsen auszuprobieren.

Ich bin nicht so der Verfolger von Trends, Nerdbrillen zum Beispiel müssen nicht sein, aber ein wenig eitel bin ich schon, vor allem, wenn es um meine Haare geht. Das heißt aber noch lange nicht, dass ich mir am Morgen irgendwelche Matschepampe reinschmiere. Ich bin ein ziemlicher Gel-Gegner.

Mir ist sehr wichtig, was ich anziehe. Jeder kennt doch diese Sprüche, mit denen man sich immer selbst zu überzeugen versucht: »Ist doch scheißegal, was du trägst, die Leute, die dich mögen, mögen dich so, wie du bist, und die Meinung der anderen ist nicht von Bedeutung.« Solche Sätze funktionieren bei mir nicht. Dabei ist es noch gar nicht so lange her, dass ich so etwas wie ein modisches Bewusstsein entwickelt habe. Bis vor vier Jahren kaufte mir meine Mom mein Zeug. Aber irgendwann möchte man halt auch mal selbst zu H&M oder so. Dabei ist H&M ja eigentlich böse, weil sie die Kinder in Bangladesch ausbeuten. Aber – und das soll nicht zynisch klingen – mein Klamotten-Budget liegt nun mal genau in diesem Rahmen. Ich bin es auch nicht so gewohnt, ständig einkaufen zu gehen, aber zu C&A, woher früher all meine Klamotten waren, gehe ich heute nicht mehr. Gegen den Laden habe ich eine regelrechte Allergie entwickelt. Ich habe keine »Fashionikone«, aber ich meine, dass George Clooney einen interessanten Stil hat.

Bei Mädchen ist mir der Kleidungsstil nicht so überwichtig, sie müssen nicht wie ausgeflippte Lady-Gaga-Jüngerinnen aussehen, um mein Interesse zu wecken. Ich mag natürliche Mädchen. Hohe Schuhe und zu viel Make-up sind nicht so meins. Ansonsten sind mir rote Haare sehr sympathisch. Süß finde ich bis zu einem bestimmten Maße auch den Emostil. Aber das Wichtigste für mich ist das Gesicht! Selbst eine schöne Figur kann es nicht aufwiegen, wenn mir das Gesicht nicht gefällt. Details wie ein besonderes Lächeln oder auch Grübchen springen mir sehr positiv ins Auge, aber so aus dem Stegreif könnte ich jetzt kein perfektes Gesicht beschreiben. Ansonsten stehe ich nicht so auf große Brüste – wenn sie nicht proportional sind, finde ich sie eher eklig.

Dass die Freundin gut aussieht und andere das auch so sehen, wünscht man sich natürlich immer. Das ist ein bisschen dieses Prestigeding, dass man hofft, dass die Leute sagen: »Oh, die Freundin von Okan ist aber schön!« Leider hatte ich noch nie eine Freundin. Das frustriert mich schon ein bisschen. In dieser Hinsicht habe ich echt ein paar Komplexe. Verguckt habe ich mich nämlich schon öfter in eine. Jetzt nicht so extrem, dass das Herz pocht und mega Emotionen hochkommen, aber manchmal denke ich mir schon: Wenn das jetzt meine Freundin wäre, das wäre doch total toll!

Ich habe den Anspruch an mich selbst, mich von der Masse der Jungs abzuheben, wobei das gar nicht so auf das Äußere bezogen ist, sondern auf den Charakter. Manchmal passe ich mich aber dennoch dem allgemeinen Geschmack an, zum Beispiel habe ich jetzt längere Haare. Viele Mädchen mögen das ... Ich habe allerdings auch selbst gemerkt, dass mir kurze Haare nicht so stehen. Was mich schon ein bisschen aufregt, ist, dass viele Mädchen einen gewissen Hang dazu haben, Typen anziehend zu finden, nur weil sie Skater sind. Die hocken dann mit ihren tollen und teuren Skatermarken wie Quicksilver, BillaBong oder Titus auf der Halfpipe rum. Außer dass ich es gut finde, wenn Leuten gefällt, wie ich mich anziehe, wünsche ich mir auch, dass andere über mich sagen: »Der Okan, der hat Charisma!« Charisma zu haben, bedeutet für mich, dass man in der Nähe dieser Person sein will, weil sie einen fasziniert, obwohl man nicht genau weiß warum.

Beim Thema Aussehen gibt es immer noch ein paar Streitfragen, eine dreht sich auch um die Beinhaare von Männern. Einige Mädchen finden es ja total eklig, wenn sich ein Junge die Beine rasiert. Ich persönlich würde das gern tun, aber ich habe mich wegen der allgemeinen Ablehnung bisher nicht getraut. Von Natur aus bin ich mit dunklerer Körperbehaarung ausgestattet. Ein Yeti bin ich zwar auch nicht, aber ohne mein Fell würde ich mich wohler fühlen. Bei Mädchen bin ich übrigens für Komplettenthaarung.

Wenn man Brille und Beinhaare weglässt, bin ich eigentlich so im Großen und Ganzen mit mir zufrieden. Inzwischen bin ich auch normalgewichtig. Das war nicht immer so, zwischen der vierten und der siebten Klasse war ich ein bisschen dicker. Also, nicht so extrem, dass ich mich jetzt seitlich durch die Zugtüre hätte zwingen müssen! Meine Eltern fanden das voll okay, die hätten nie daran gedacht, mich auf Diät zu setzen. Sie sind in den Siebzigern in der Türkei aufgewachsen und dort gilt man mit Bauch nun mal als wohlgenährt, ergo im Wohlstand lebend. Leider erinnere ich mich gar nicht mehr so genau, wie das damals alles kam. Mir wurde nie das Pausenbrot geklaut oder Ähnliches, trotzdem wollte ich auf einmal dünner sein, das war ungefähr in der achten Klasse. Und dann aß ich plötzlich nur noch Obst und Gemüse, aber schon ziemlich viel davon. Ich hatte keinen so schrägen Plan wie: Montag fünf Kalorien, Dienstag vier … Trotzdem wog ich irgendwann nur noch vierzig Kilo. Meine Eltern waren dann mit mir beim Arzt und der schickte mich mit dem Verdacht auf Magersucht ins Krankenhaus. Das war aber eine recht unspektakuläre Sache: Eine Woche blieb ich dort. Es gab Tofuschnitzel, echt lecker. Das meine ich komplett ernst, ich habe danach nie wieder ein so gut zubereitetes Tofuschnitzel gegessen. Es war ganz gemütlich in der Klinik. Ich war ja nicht richtig krank, sodass ich mit einer Infusionsnadel rumlaufen musste oder so. Weil ich während meines Aufenthaltes wieder normal aß, wurde ich schnell entlassen. Ich war ja kein Pro-Ana-Boy. Aber wenn die Leute heute in meiner Gegenwart über Gewichtsprobleme reden, dann benutze ich diese Geschichte gelegentlich schon, um mich verbal gegen Essstörungen einzusetzen. Ich habe dafür ein besonderes Bewusstsein entwickelt. Hey Leute, Size Zero ist doof! Wenn ich dann mit meiner Beinahe-Magersucht-Geschichte komme, wollen es die meisten gar nicht glauben: »Was, nein, du? Aber du bist doch ein Junge!« Dass es auch Jungen gibt, die damit zu tun haben, kommt für viele überraschend. In den Medien wird dieser Aspekt ja komplett ausgespart. Diese Geschlechterklischees in der öffentlichen Wahrnehmung regen mich sehr auf! Ich bin ein interessierter Mensch, auch meine Arbeit als Jungjournalist trägt natürlich dazu bei. Umweltschutzpolitik etc. – zu vielem habe ich eine eigene Meinung! Eben auch zu diesen spezifischen Mann/Frau-Sachen. Klar gibt es manche Dinge, die stimmen – aus verschiedenen Gründen: Evolution und Blabla. Aber warum wollen sich die Menschen immer noch in so eine Schublade packen lassen?

Das, was die Medien vorgeben, nämlich das unbedingte Streben nach Perfektion und die Suche nach einem attraktiven Partner, sitzt inzwischen echt tief in uns. Deswegen sind so Sachen wie italienische Magermodels und *Germany's Next Topmodel* auch immer eine Berichterstattung wert. Und nicht umsonst begegnen mir am Kiosk zwanzig verschiedene Zeitschriftentitel mit Frauennamen, die die Sommer-, Winter- und Halloweendiät anpreisen.

Es ist eine Utopie, dass alle irgendwann sagen: »Scheißegal, wie wir aussehen, wir haben uns alle lieb.« Man sieht es ja selbst in der Politik: Dem Hübschen kauft man das, was er erzählt, einfach eher ab! Aber das ist ja nichts Neues und meine Aussage wird jetzt keinem einen Aufschrei des Entsetzens entlocken. In seiner Beurteilung verlässt man nun mal gern die sachliche Ebene! Das sieht man auch an den ganzen Merkel-Kommentaren und -Karikaturen. Alle wissen natürlich, dass das Aussehen die Sympathie beim Volk beeinflusst, weshalb auf Wahlplakaten auch alle so offensichtlich retuschiert sind. Da komme ich auf eine Frage, die sich mir schon länger stellt: Viele Mädchen kaufen ihre Unterwäsche bei H&M ein. Angela Merkel auch?

Um noch mal zum Thema »Frauenzeitschriften« zurückzukommen (keine Angst, ich erzähle jetzt nicht, wie man mithilfe einer Suppe Pfunde verliert): Die *Brigitte* ging ja mal ganz groß durch alle Medien, weil die jetzt nur noch *echte* Menschen abdrucken will. Das mag da ja ganz gut klappen, aber grundsätzlich sind wir einfach an schöne Erscheinungen in Matt und Glänzend gewöhnt. Wenn die in den Zeitschriften Abgebildeten schon immer Pickel und Warzen gehabt hätten, wäre das heute vielleicht Standard. Aber wenn man im Kiosk die Wahl zwischen natürlichen und retuschierten Bilder hätte, man würde trotzdem, glaube ich, immer zu den nachbearbeiteten Bildern greifen. Wir sind einfach so sozialisiert. Und wir exportieren unser westliches Idealbild in die ganze Welt, was auch eine Folge der Globalisierung ist. Und so was wie Beth Ditto auf dem *Love*-Magazin will der Großteil der Menschen genauso wenig sehen wie Ottfried Fischers Prostituiertenvideo! Manche behaupten zwar, dass sie Beth Dittos Aktfotos schon cool finden, so als Zeichen der Popmusik, dass es auch anders funktionieren kann, aber Menschen, die dem Bild in unseren Köpfen so widerstreben, werden sicher auch in den nächsten Jahren auf Magazincovern und Modekatalogen die Ausnahme bleiben. Auch wenn es ein paar Männer gibt, denen Beth Dittos Figur wirklich gefällt. Seltsam. Die erzählen dann, dass sie was zum Festhalten brauchen. Aber warum denn so viel!?

CATIA, 17 JAHRE

Der Zauber im Gesicht von Michael Jackson

»Ich fing an, mich intensiv mit Michael Jackson zu beschäftigen. Er hat dieses Spezielle im Gesicht, das ich total mag. Am allerschönsten fand ich ihn bei der *History*-Tour.«

FÜR DIE TATSACHE, DASS ICH EIN RIESIGER MICHAEL-JACKSON-FAN BIN UND DAZU STEHE, dass ich ihn wunderschön finde, ernte ich regelmäßig ungläubige Kommentare. Andauernd stoße ich auf Unverständnis! Es ist vielleicht auch nicht gerade das Naheliegendste, dass eine 17-Jährige einen Mann verehrt, der seine Glanzzeiten vor ihrer Geburt hatte.

Angefangen hat das mit mir und Michael in der Schule. Ich musste – oder vielmehr durfte – im Chor ein Lied von ihm singen und die ganze Klasse schaute sich ungefähr zwei Jahre vor seinem Tod ein Video an, das war *We Are the World*. In dem berühmten Clip mit den weißen Socken, den legendären Glitzerhandschuhen und der mit goldenen Applikationen versehenen Jacke im Uniformstil wirkte er zugegeben schon sehr feminin, aber mir gefiel er trotzdem. In dieser Zeit galt er aber irgendwie als uncool, auch wegen der Missbrauchsvorwürfe und der für viele Menschen missglückten OPs. Damals in der Klasse lachten viele über ihn und die Jungs riefen »schwul« und »bäh«. Aber mich reizte diese Ablehnung irgendwie und außerdem tat er mir sehr leid. Und ich fing an, mich intensiver mit Michael Jackson zu beschäftigen. Ich wurde voll angezogen: von seiner Musik, seiner Art *und* seinem Aussehen. Ich fand ihn einfach toll. Nur in der Phase vor seinem Comeback, als er die *This is it*-Tour ankündigte, fand ich ihn nicht mehr so attraktiv – wahrscheinlich auch, weil der Altersunterschied zwischen uns irgendwann zu groß war. Aber auch da hat er mir immer noch gefallen, irgendwie. Er hat dieses Spezielle im Gesicht, das ich total mag. Am allerschönsten fand ich ihn bei der *History*-Tour. Ich bewundere sehr, wie er sein eigenes Ding durchgezogen hat.

Ich kann nicht sagen, dass mir nur ein bestimmter Style gefällt. Ich finde, die Person muss einfach *irgendwie* sie selbst sein und Aussehen und Stil sollten sich darauf abstimmen. Auch Leute, die alle Regeln über den Haufen werfen und sich so kleiden, wie sie möchten, faszinieren mich total.

Ich habe eigentlich kaum ästhetische Ansprüche an meine Mitmenschen, nur dass sie gepflegt sind, ist mir wichtig und was ich als Einziges richtig eklig finde, sind dicke Leute. Das soll jetzt gar nicht böse gemeint sein. Aber wenn ich die Straße entlanglaufe, dann fallen mir dicke Leute eher negativ auf, manchmal kann ich die gar nicht anschauen. Da habe ich auch so ein unschönes Erlebnis hinter mir: In einem Restaurant, in dem ich mit meinen Eltern war, fragte mich der Kellner nach meinem Facebook-Namen. Der war total fett und hatte eine Schweinchennase, was mich abstieß. Aber ich wollte ihn auch nicht verletzen und ihm die Auskunft verweigern, also sagte ich ihm meinen Namen. Danach schrieb er mir ständig, das war mir viel zu aufdringlich. Bei einem Hockeyspiel traf ich ihn zufällig wieder, er kam zu mir und textete mich voll. Das ging gar nicht. Danach löschte ich ihn aus meiner Freundesliste.

Natürlich schmeichelt es mir, wenn ich Komplimente bekomme, aber von hübschen Jungs sind sie mir noch tausendmal lieber als von anderen. Ich bekomme oft Komplimente und wenn sie ernst gemeint sind und ich mir dabei nicht denken muss, dass er das zur Nächsten auch sagt, dann fühle ich mich gut. Über nette Kommentare zu meinem Charakter freue ich mich aber ebenso. Auch weil ich befürchte, dass viele denken, ich sei arrogant, weil ich eher ein wenig scheu bin. Erst wenn sie mich näher kennen, finden sie heraus, dass das gar nicht so ist. Glücklicherweise erkenne ich immer sehr schnell, ob Menschen es ernst meinen. Ehrlichkeit ist mir überhaupt sehr wichtig! Und wenn ich zu mir selbst ehrlich bin, dann kann ich sagen, dass ich eigentlich mit meinem Körper zufrieden bin, und das Feedback von Jungs bestätigt mich darin. Klar habe ich auch mal 'ne kleine Krise mit Pickeln im Gesicht und stelle auch manchmal fest, dass es schönere Menschen als mich gibt. Aber dann denke ich daran, wie viele Menschen mich vielleicht um mein Aussehen beneiden. Und damit geht's mir wieder gut!

Man sollte sich sowieso öfter mal sagen: »Sei zufrieden mit deinem Aussehen! Du musst nicht noch besser und noch schöner werden.« Ich glaube, das ist auch so ein Problem unserer Gesellschaft, die ich generell für oberflächlich halte: Man gibt sich nie zufrieden. Das können viele gar nicht mehr! Gut, das hat auch zwei Seiten. Vielleicht könnte man ja gar nichts Neues mehr erreichen und würde sich total langweilen, wenn man sich mit dem zufriedengeben würde, was man hat. Aber wenn man jede Errungenschaft nur zum Etappenziel degradiert und das neue Ziel doppelt so hoch ansetzt, dann wird man immer unzufrieden sein.

Um mich in Form zu halten, muss ich eigentlich nicht so viel tun. Ich habe kein Problem mit Sport und tanze einmal in der Woche Hip-Hop. Und ich spiele Fußball, aber wir trainieren nicht regelmäßig. Darauf, was ich esse, muss ich gar nicht so gucken. Klar, ich esse schon häufig Früchte oder Salate, aber auch, weil mir das schmeckt. Aber McDonald's ist auf jeden Fall auch mal drin! Wenn ich allerdings zulegen sollte, würde ich schon mehr darauf achten und auch mehr dafür tun, schlank zu bleiben.

Ich bin auch kein Mädchen mit viel Schminke im Gesicht. Obwohl ich das bei anderen Frauen sehr schön finde. Vor allem stark geschminkte Augen, exzentrisch und individuell, gefallen mir wahnsinnig gut. Aber leider wirken Frauen dann oft überheblich. Ich selbst habe erst sehr spät damit angefangen, mich für die Schule zu schminken. Auch als sich in der siebten Klasse schon die meisten meiner Freundinnen geschminkt haben, habe ich das noch nicht gemacht. Ich habe versucht, mich zurückzuhalten. Erst in der Achten habe ich dann auch damit begonnen. Im Vergleich zu anderen ist mein Make-up immer noch sehr dezent: Foundation, Kajal und Tusche. Nur bei den Schuhen mag ich es extrem. Schon mit 13 habe ich mir richtige High Heels gekauft und mich damit stundenlang vor den Spiegel gestellt. Ich kann auch total gut darin laufen!

Ich glaube, Mädchen sind aus mehreren Gründen ein wenig komplexbeladener als Jungs. Einer davon ist ganz sicher, dass man seinen Körper mehr hinterfragt, wenn man sich täglich schminkt. Die Jungs waschen sich ja höchstens das Gesicht und fummeln dann noch ein bisschen an ihren Haaren rum. Wir dagegen sehen uns jeden Tag unsere kleinen Rötungen und Fältchen genauestens im Spiegel an. Obwohl mich die eigentlich gar nicht so sehr stören.

Der einzige Teil meines Körpers, mit dem ich echt unzufrieden bin, sind meine Brüste. Ich mag sie nicht. Obwohl mir noch nie ein Typ gesagt hat, dass sie zu klein sind. Eher im Gegenteil: Ein Junge hat mir mal gesagt, dass er meine Brüste schön findet, und dass sie total gut zu meinem Körper passen würden. Wir haben so rumgelegen und gequatscht und dann hat er das ganz offen gesagt, nachdem ich ihn indirekt danach gefragt hatte. Und er hat es wirklich so gemeint, das hat mich doch sehr gefreut. Trotzdem kann ich es immer noch nicht ausblenden, dass sie nicht so sind, wie ich sie gern hätte. Vor allem, wenn ich was mit einem Jungen habe und die Hand dann in den Ausschnitt wandert, kommt mir oft der störende Gedanke: Was denkt der sich jetzt? Ich habe auch schon mal überlegt, ob ich sie mir machen lassen sollte. Aber wohl eher nicht. Die werden ja vielleicht noch größer, wenn ich Kinder kriege. Und wenn nicht, dann lasse ich mir das mit der Vergrößerung noch mal durch den Kopf gehen ... Aber vielleicht lohnt sich das dann ja auch schon gar nicht mehr. Ab einem bestimmten Alter bekommt man nun mal Falten und so. Am Anfang, so mit vierzig, ist das sicher noch schwer zu akzeptieren, aber mit siebzig ist es halt einfach so. Botox wäre für mich keine Option. Aber das muss jeder selbst wissen und mich stört es auch nicht, wenn jemand was machen lässt.

Ich lese gern Modezeitschriften wie die *Glamour*. Am inspirierendsten ist zwar die *Vogue*, aber die kostet so viel, dass ich sie mir fast nie kaufe. Die schönste Frau, die in diesen Zeitschriften zu finden ist, und auch die schönste, die ich kenne, ist Vanessa Hudgens. Wunderschöne, weiche Gesichtszüge. Da schaut man auch als Frau total gern hin.

Ich schaue mich aber auch selbst gern auf Bildern an. Ich stand schon immer gern vor der Kamera und habe mich knipsen lassen, nicht so wie mein Bruder, der auf jeder Familienfeier jammert: »Bloß keine Fotos!« Zur Konfirmation – da war ich 15 – hatte ich mir ein Shooting gewünscht. Und ich fühlte mich dabei so wohl, dass ich unbedingt weitermachen wollte. Mit den besten Bildern bewarb ich mich bei einer Modelwebsite im Internet und baute eine Sedcard auf. Dort sind Fotografen, Visagisten und Models angemeldet, die sich untereinander austauschen. Vor jedem Shooting gibt es einen Vertrag. Ich bekomme kein Geld, dafür aber die Bildrechte. Manchmal alle, manchmal auch nur die für fünf Stück oder so. Am liebsten mag ich es, wenn ich alle Rohdaten bekomme, ich bearbeite die Bilder gern. Das mache ich auch, weil ich sie online stellen möchte. Schließlich will ich das Resultat der Arbeit ja auch irgendwem zeigen. Viele meiner Freunde fragen mich auch regelmäßig: »Catia, wann gibt's neue Bilder online?« Beruflich bin ich aber absolut nicht darauf eingestellt, in dieser Branche erfolgreich zu werden. Wenn es sich ergeben sollte, würde ich nicht Nein sagen, aber ich richte mein Leben nicht danach aus.

Meistens gefalle ich mir auf den Fotos. Aber ob sie richtig gut sind, kommt auf den Fotografen an. Manche sind halt so unprofessionell, dass sie Bilder schießen, die wahrscheinlich auch meine Mama fertiggebracht hätte. Am liebsten mag ich es, wenn man mich vor der Linse machen lässt, mich nicht stresst, so Pose ... Klick ... Pose ... Klick. Es ist aber auch wichtig, dass der Fotograf weiß, was er will, und Tipps geben kann. Ich will ja aus den Shootings lernen. Durch all das bekommt man ein besseres Körpergefühl. Man lernt, sich selbstsicherer und ein bisschen selbstverständlicher zu bewegen. Und man entwickelt ein besseres Verständnis für die eigenen Reize. Obwohl ich mich vor der Kamera immer noch mehr traue als vor einem Typen.

Bei den Aufnahmen darf ich meistens anziehen, worauf ich Lust habe, hohe Schuhe natürlich inbegriffen. Vielleicht würde ich sogar mal ein Aktshooting machen, allerdings nur, wenn ich davor schon mal was mit dem Fotografen zu tun gehabt hätte und wenn wir wirklich ein gutes Verhältnis hätten. In der nächsten Zeit sowieso noch nicht, frühestens mit 18, damit meine Eltern nicht mit einbezogen werden. Was ich auch unbedingt mal machen will, ist ein Shooting mit einer Vogelspinne, weil ich totale Angst vor Spinnen habe und mich das deswegen interessiert. Und ein weiterer Wunsch wäre, einmal ein Paarshooting zu machen. Den Partner dafür würde ich aber auch schon kennen wollen – und er müsste auf jeden Fall sexy sein! In meinem Kopf stelle ich mir einen über 20-jährigen durchtrainierten Südländer vor. Das typische Unterhosen-Model halt. Viele meiner Kumpels gehen ins Fitnessstudio. Ich mag trainierte Männerkörper.

Mein Freund dürfte aber auch anders aussehen. Er könnte auch weibliche Züge haben oder blond sein. Ich habe zwar keine allzu genaue Vorstellung, aber dieses ganz Spezielle im Gesicht, das sollte er haben. Und dann muss auch noch sein Charakter passen. So richtig verliebt war ich noch nie. Aber spontan fällt mir da so ein Junge ein: Als ich ihn am ersten Tag meiner Ausbildung zum ersten Mal sah, dachte ich mir: Woah, den muss ich kennenlernen! Das war echt ein Traumjunge. Italiener, dunkler Teint, ganz wundervolle Augen, fein geschwungene Augenbrauen und großartige Lippen. Ich sagte zu einer Freundin: »Wahrscheinlich werde ich in den drei Jahren meiner Lehre sowieso nie mit dem quatschen.« Doch nach nur einem Monat begegnete ich ihm auf einer Party. Ich hatte schon so ein bisschen was getrunken, war also lockerer drauf und winkte ihn zu mir. *Ich* winkte *ihn* zu mir! Er schaute mich vollkommen perplex an, so nach dem Motto: »Was ist? Ich kenne dich nicht.« Oh Gott, er war so heiß und redete so nett. Und ich sagte allen Ernstes zu ihm: »Scheiße, bist du schön« und ging. Am nächsten Tag war mir das so peinlich! Und: Ich wusste seinen Namen nicht mehr, nur noch, dass er im zweiten Lehrjahr war, also eins über mir. In der Schule hoffte ich die ganze Zeit, dass er mich anspricht. Aber dem war leider nicht so, wir lächelten einander nur gelegentlich mal auf dem Gang an. Wenig später bekam ich heraus, dass er mit der Freundin meiner Nachbarin in eine Klasse ging, woraufhin ich ihr Facebook-Profil nach ihm durchsuchte. Zum Glück fand ich ihn, sein Name war Danilo. Da ich nicht aufdringlich wirken wollte, schickte ich ihm erst mal keine Freundschaftsanfrage, nur eine Nachricht. Ich entschuldigte mich für meine Aktion auf der Party und er meinte, das sei kein Problem. Danach erwartete ich, dass wir uns endlich mal in der Schule unterhalten würden, was aber wieder nicht der Fall war. Schließlich quatschte ich ihn einfach an. Und von diesem Tag an redeten wir öfter miteinander. Und dann, ja dann wollte ich ein bisschen mehr von ihm. Auf einer Party bei mir zu Hause lief schließlich auch ein bisschen mehr, er küsste mich auf die Wange. Ein paar Tage danach sagte ich ihm, dass ich ihn sehr mag. Und fragte ihn danach, was der Kuss für ihn bedeutet habe, ob es da überhaupt was gab. Aber er antwortete nur: »Keine Ahnung …« Ich bat ihn, mir doch bitte gleich zu sagen, wenn nichts aus uns werden würde. Das tat er aber nicht, er tat gar nichts. Das war so richtig blöd für mich! Obwohl Danilo mittlerweile einer meiner besten Freunde ist, weiß ich bis heute nicht so genau warum. Er ist definitiv kein Macho, im Gegenteil, er ist eher ein wenig scheu. Noch heute tut es mir manchmal weh, wenn ich was mit ihm unternehme.

Vor Kurzem hatte ich mit einem anderen Jungen so ein bisschen was am Laufen. Auf ihn aufmerksam geworden war ich im Internet. Er ist ein noch größerer Michael-Jackson-Fan als ich. Er ist bei fast allen Fantreffen dabei. Auf einer MJ-Party traf ich ihn zum ersten Mal live. Ein wunderschöner Junge! Ich fand ihn ja auf den Fotos schon super, aber in echt hatte er Starappeal. Man darf sich unter ihm jetzt auf keinen Fall so jemand Menderes-Artigen vorstellen! Abends in einem Club kamen wir uns dann näher, er griff mich leicht am Arm und meinte: »Hey, Catia, ich habe dich schon den ganzen Abend gesucht.« Später küssten wir uns und er versprach, mir seine Nummer über Facebook zu schicken. Aber es kam nichts. Ich schrieb ihm dann meine Nummer – selbst ist die Frau. Aber nichts. Erst einen Monat später kam eine Antwort. Wir sahen uns auf einer Feier zu Michaels Geburtstag wieder. Da war er von Anfang an total süß und wir küssten uns erneut … Nach dieser Party hatte ich schon so ein bisschen Interesse an ihm, aber dann herrschte erneut Funkstille. Erst ein paar Tage später rief ich ihn an, da war er wieder megasüß. Wir machten dann aus, dass ich ihn besuche. Doch dann meldete er sich gar nicht mehr bei mir. Und seit diesem Wochenende denke ich mir: Ach, leck mich! Wahrscheinlich hat er mit hundert Mädchen gleichzeitig was am Laufen. Sein Problem ist, dass er einfach zu viele Freunde hat. Und dass er am Ende doch nur von Michael Jacksons Glanz lebt.

Ich liebe Michael Jackson, ich stehe total auf ihn, ich finde ihn schön und alles. Er ist zu einem unauslöschbaren Teil von mir geworden. Ich überlege sogar, mir ein MJ-Tattoo machen zu lassen. Aber die Erotik, die ein echter Junge ausstrahlt, kann er mir leider nicht geben. Erotik hängt für mich nämlich doch mehr mit Nähe und Gefühlen zusammen und weniger damit, wie jemand aussieht.

JONAS, 16 JAHRE

Zu dünn? Ungeil!

»Und da waren Mädchen dabei, von denen ich mir dachte: Ey, die könnten echt so hübsch sein. Aber sie hatten vier Piercings in der Fresse und man sah nur das halbe Gesicht, weil die Haare so weit hineinhingen.«

GESTERN WAR ICH IN EINEM THEATERSTÜCK, *CORPUS*. Ich spiele selber Theater und auch viele meiner Freunde sind in diesem Bereich aktiv. Einige von uns hatten sich vor ein paar Monaten für eine Rolle in *Corpus* beworben. Und keiner wurde genommen. Gestern fanden wir dann heraus warum: Die Idee des Stücks war zu zeigen, dass Körper auch dann schön sein können, wenn sie nicht dem Schönheitsideal entsprechen. Alle Schauspieler hatten etwas Besonderes, was dem eigentlichen Bild von Schönheit, das man so im Kopf hat, widerspricht. Ein Mädchen war zum Beispiel ziemlich dick und dabei doch echt attraktiv, ein anderes sehr dünn und hat sich mit Essstörungen herumgeschlagen und ein Mann Anfang zwanzig war sehr klein. Als Schauspieler ist man keinem generellen Ideal unterworfen, vielmehr ist es wichtig, dass man ein Typ ist. Und wenn du klein und hässlich bist, dann kannst du eben die Rollen von den Kleinen und Hässlichen spielen. In künstlerischen Kreisen sind die Ideale der Masse eher verpönt, was mitunter zu merkwürdigen Trends führt: Entgegen den Gesetzen der Symmetrie rasieren sich gerade einige Mädchen einen Teil der Haare weg. Ich kenne nur zwei Mädchen, die dadurch nicht entstellt wurden, der Rest verschandelt sich!

Aber das mit den seltsamen Trends ist in Berlin eh so eine Sache. »Oh, jetzt ist Neukölln angesagt und wir gehen zu Partys dorthin, von denen niemand was weiß. Wir sind ja so besonders.« Ich fühle mich da nicht so wohl. Man bekommt das Gefühl, mit abschätzigen Blicken bedacht zu werden, wenn man nicht mit Tunnel im Ohr rumläuft. Und wo wir gerade bei Neukölln sind: Da gibt's natürlich auch noch das andere Extrem: die Playboy-Typen mit ihren gefälschten Ed-Hardy-Sachen, die den Vokuhila wieder ausgegraben haben und darüber noch Neoncaps tragen. Neulich waren wir in Lichtenberg auf einer Party und schon auf dem Hinweg bemerkten wir, dass die dort alle prollig rumlaufen. Wir in Mänteln und mit langen Haaren, die in Bomberjacken und mit Millimeterschnitt. Da läutet natürlich gleich die Vorurteilsglocke im Hirn. Aber oft stimmt es: Die sehen nicht nur aggressiv aus, sie sind es auch. Zwei Brandenburger, die wir dort trafen, erklärten uns: »Ach, übrigens, ihr habt uns hier nie gesehen!« Die hatten so richtig harte Bewährungsauflagen und durften ihr Bundesland nicht verlassen. Obwohl der DJ richtig gut war, gingen wir nach einer Stunde Tanzen lieber auf eine andere Party, wo die Musik zwar scheiße war, aber alle wie wir aussahen und unsere Freunde waren.

Auch wenn man einzigartig sein möchte, kommt doch niemand von allein auf die Idee, sich plötzlich Röhrenjeans zu kaufen. Man tut es, weil alle Freunde das machen, und die wählt man nach mehreren Kriterien aus: nach einem bestimmten Lifestyle, den man teilt und der sich wiederum in dem, was man anzieht, äußert.

Was die verschiedenen subkulturellen Gruppen betrifft, teilt sich das in meiner Wahrnehmung ein bisschen. Bei Prolls schaltet sich gleich unterbewusste Abneigung ein, so ein innerliches »Nö!«. Mit Metlern, Nerds und Emos habe ich hingegen eher Mitleid. Zu solchen Leuten habe ich mich nie wirklich hingezogen gefühlt. Vor drei Jahren war ja der Emotrend hier richtig krass, ich war damals eher Skater. Abends strahlten wir immer ewig lang in der Stadt rum und am Alex trafen wir mal Leute aus der Parallelklasse, mit denen verbrachten wir 'ne Stunde. Abgesehen davon, dass es ein kollektives Besäufnis wurde, machten die alle einen auf intellektuell und traurig. Und da waren Mädchen dabei, von denen ich mir dachte: Ey, die könnten echt so hübsch sein. Aber sie hatten vier Piercings in der Fresse und man sah nur das halbe Gesicht, weil die Haare so weit hineinhingen. So ein dezenter Nasenring kann ja noch ganz gut aussehen, aber die hatten es echt übertrieben. Auch Tattoos sind meiner Meinung nach eher kritisch zu betrachten. Denn wenn man sechzig ist und Falten hat, dann bekommt das Tattoo ebenfalls Falten ... Ich habe auch mal daran gedacht, mir eines stechen zu lassen: zwei Balken, die in Herzform geschwungen sind, weit oben am linken

Innenschenkel. Wenn ich was mit einem Mädchen hätte und es wäre ein Herz auf meinem Schenkel, dann wäre das doch ein cooler Überraschungseffekt. Aber von dieser Idee bin ich mittlerweile abgerückt.

Früher habe ich viel engere Röhrenjeans getragen, die sind mit der Zeit immer weiter geworden. Ansonsten habe ich fast immer Hemden an, längsgestreift in Weiß oder Grau, klassisch eben. Und momentan trage ich oft meine braunen Asics. Ich mache mir schon Gedanken darüber, was ich anziehe, aber da in meinem Schrank nur Sachen sind, die sich miteinander kombinieren lassen und die ich alle mag, stehe ich nie stundenlang davor. Mein Lieblingsteil ist übrigens ein braun-schwarz gestreiftes Hemd. Das habe ich auch auf einem meiner Facebook-Profilbilder an. Das Foto mag ich sehr gern, weil ich finde, dass ich darauf erwachsen aussehe, weil ich kleine Koteletten habe. Meine Freunde waren davon und von meinem Schlafzimmerblick weniger begeistert und haben in den Kommentaren Ähnlichkeiten zu dem Foto eines Verbrechers angemerkt, eben weil der Blick so hardcore ist und ich viel älter als sonst aussehe.

Eigentlich finde ich mich ziemlich hübsch und hatte noch nie ein Problem mit meinem Körper oder meinem Gesicht, auch deshalb, weil ich schon früh gemerkt habe, dass Mädchen mich attraktiv oder hübsch finden. Diesbezüglich hatte ich nie Schwierigkeiten. Nur wenn meine Haare – sie sind richtig dick und afromäßig – zu lang werden, fühle ich mich hässlich. Aber wenn ich niemanden treffen will, dann sind die mir so was von egal, dann dusche ich mich, ohne sie danach in Form zu föhnen, was bei mir fatal endet. Ich würde nie behaupten, dass ich für mich selbst schön sein möchte, ich will einfach nur von Mädchen als schön wahrgenommen werden! Obwohl das auch anders sein kann. Mein bester Freund ist sehr darauf bedacht, auch für sich selbst gut auszusehen, und macht sich über seinen Look total viel Sorgen. Dabei ist er ein richtig knuffiger, gut aussehender Junge.

An Männern gefallen mir markante Gesichter. Aber mich selbst finde ich, wie gesagt, auch hübsch, obwohl ich überhaupt keine markanten Züge habe. Körperlich entspreche ich da schon eher meinem Schönheitsideal: maskulin, aber nicht zu breit. Ich bin ziemlich durchtrainiert, weil ich früher viel Fußball gespielt habe, und meine Brust ist ausgeprägt und definiert. Männertitten wären mein absoluter Horror, wenn man in der Umkleide denkt: Mein Gott. Junge, zieh einen BH an! Es gibt auch Männer, die eine erotische Ausstrahlung besitzen, die etwas Besonderes an sich haben. Ich hatte auch schon mal was mit 'nem Mann. Er ist Model und klug und liebenswert und keine kann ihn haben, weil er stockschwul ist. Wir waren mal in kleiner Runde bei ihm und hatten was getrunken und dann ist es halt passiert – so ähnlich, wie es auch mit Mädchen passiert. Ging nur ganz kurz. Es ist auf jeden Fall interessant zu wissen, wie es mit einem Mann ist, aber damit habe ich jetzt abgeschlossen.

Ein interessantes Phänomen ist: Freunde befinden sich immer ungefähr auf dem gleichen Attraktivitätslevel. Entweder alle Typen einer Gruppe sind so richtig athletisch und attraktiv, sodass viele Mädchen mit denen mal wahnsinnig gern, na ja … oder alle sind freakig und wenig anziehend. Bei Mädchen ist das genauso, nur mit einem Unterschied: Mädchen haben oft eine allerbeste Freundin. Beide sind ungefähr gleich schön. Aber die eine ist immer noch eine Nuance schöner. Und ich habe die Theorie, dass sich die Schönere unterbewusst eine aussucht, die einen kleinen Tick hässlicher ist, damit sie ein bisschen heraussticht.

Generell glaube ich, dass hübsche Menschen es leichter haben. Das ist ja auch durch etliche Studien erfasst worden. Attraktive Menschen verdienen im Schnitt mehr, haben größere Aufstiegschancen und werden besser benotet. Das ist auch bei mir ein großer Faktor. Ich habe total gute Noten, ohne was zu tun, weil ich manchmal mit meinen Lehrerinnen flirte und dann halt meine 13, 14 Punkte für mündliche Leistungen bekomme, obwohl ich die ganze Stunde male. Und die Pickeligen, die sich durchgehend anstrengen, bekommen schlechtere Noten. In Psychologie haben wir außerdem gelernt, dass hübsche Menschen meistens klüger sind. Sehr krass.

Schönheit hängt stark mit dem Selbstbewusstsein zusammen. Ich hatte selbst ein großes, teilweise zu großes Ego, ich war ein dicker Angeber. Aber richtig hübsche Menschen kommen einem auch sehr schnell arrogant vor.

In Bezug auf meine Ideale bin ich hundertprozentig oberflächlich. Das ist aber auch klar: Niemand hat gern was mit Menschen zu tun, die er nicht hübsch findet. Auf einer Party würde ich nie ein Mädchen antanzen, das nicht gut aussieht. Reine Haut ist mir sehr wichtig. Und außerdem liebe ich lange Haare, am liebsten blond. Ich finde es aber nicht so wichtig, dass eine große Brüste oder einen geilen Hintern hat. Dafür finde ich Beine ganz toll, da komme ich ins Träumen. Die haben so eine schön geschwungene Form, ich mag es, an ihnen entlangzufahren. Kleider sind immer gut. Aber Leggins finde ich so ungeil – ohne ist es doch viel besser! Es kommt mir nicht auf einen bestimmten Aspekt an, sondern auf die Ästhetik im Gesamten, darauf, dass alles zusammenpasst.

Momentan ist da was zwischen mir und einem sehr interessanten Mädchen. Sie ist Türkin und überhaupt keine klassische Schönheit, aber sie hat was sehr Anziehendes. Sonst hatte ich immer was mit Mädchen, von denen alle gesagt haben: »Oh, ist die schön!« Mein Beuteschema war hübsch und willig. Vor allem, nachdem meine erste Beziehung zu Ende war. Von 13 an war ich zweieinhalb Jahre mit ihr zusammen. Sie war wunderschön. Wir wussten echt alles voneinander und hatten beide eine sehr problematische Phase mit unseren Eltern, die wir zusammen durchstanden. Aber irgendwann stritten wir uns nur noch. Als sie Schluss machte, war ich noch immer echt verliebt in sie, wir hatten einfach so viel zusammen erlebt. Danach hatte ich so viele Mädchen, die schön und wahrscheinlich auch nett, mir aber völlig egal waren. Aber bei der Aktuellen ist mir der Charakter auf einmal wieder total wichtig und ich fange an, etwas zu empfinden.

Gleich nach der Trennung hatte ich 'ne Scheißzeit, in der ich viel zu viel trank, aber andererseits war das auch 'ne geile Zeit, weil ich machen konnte, was ich wollte, und einfach lebte. Damals traf ich mich öfter mit einem echt heißen Mädchen. Für mich war es wie eine gute Freundin, mit der man wild feiern und guten Sex haben konnte. Zwischendrin verabredete ich mich aber auch noch mit anderen. Ich sagte dem Mädchen von Anfang an, dass ich noch an meiner ersten Freundin hing und auf keinen Fall eine neue Beziehung wollte. Aber es dachte, wenn es an meiner Seite bleibt, gehen wir irgendwie als Paar aus dieser krassen Phase meines Lebens hervor. Dabei war das Ganze für mich nur eine schöne Ablenkung. Und als mir das Mädchen sagte, dass es in mich verliebt sei, war das natürlich beendet. Ist alles echt blöd gelaufen.

Eigentlich finde ich alle Mädchen attraktiv, mit denen ich was hatte, das bringt ja sonst auch nichts. Nur einmal gab es eine Verfehlung. Es war schon fast Morgen, der Club war total dunkel und ich sah diese Frau von Weitem, sie tanzte geil und irgendwie kam es halt dazu, dass wir rummachten. Als der Laden dann schloss und wir gehen mussten, kippte ich total aus den Latschen. Und sie auch. Die war nämlich mindestens Mitte dreißig. Und dass ich erst 16 war, war ihr vorher sicher auch nicht klar gewesen. War schon unschön, plötzlich damit konfrontiert zu sein, mit so einer Alten rumgemacht zu haben.

Ich beobachte sehr viel, das Visuelle ist mir überhaupt sehr wichtig. Problemzonen an Mädchen sehe ich auf den ersten Blick, aber oft fallen sie mir gar nicht als störend auf – wenn der Rest passt, sind sie mir egal. Ich erkenne auch relativ schnell, an welchen Stellen Mädchen *glauben*, Problemzonen zu haben. Was mich aufregt, ist, wenn die, an denen man echt keinen Makel sieht, mit so was kommen wie: »Ich habe viel zu große Zehen!« Und ich denke: Die sind doch ganz normal! Das regt mich total auf, vor allem, wenn das so gespielt ist und die eigentlich nur hören wollen: »Stimmt nicht, du bist total hübsch.«

Zu dünn finde ich ziemlich ungeil. Wenn ich einem Mädchen über den Bauch oder den Rücken streiche, will ich alles andere als Rippen fühlen. Meine erste Freundin hatte auch mal eine Phase, in der sie ganz dünn war. Es machte mich so fertig, mit ihr zu schlafen und dabei die Beckenknochen zu spüren oder die Wangenknochen heraustreten zu sehen. Das war nicht sehr einladend! Dünnsein sieht nur an solchen Mädchen gut aus, die von Natur aus sehr dünn sind. Man erkennt ja, ob jemand zwei Liter Kaffee am Tag trinkt und viel raucht, um abzunehmen, das sieht man an der Haut. Die verliert ihre gesunde Farbe und wird unrein, ganz übel.

Mädchen sind generell körperbewusster und mehr darauf bedacht, einem Ideal zu entsprechen. Ich bin schon neben so vielen Mädchen aufgewacht, die zur Begrüßung sagten: »Sieh mich nicht an, guck kurz weg, ich muss schnell ins Bad!« Da würde ich am liebsten antworten: »Mensch, ich habe alles von dir gesehen und gefühlt. Dass dein Make-up so ein bisschen verschmiert ist, ist mir so was von egal!« Am besten sind aber die, die sich nachschminken, sich dann wieder zurücklegen und, wenn ich aufwache, so tun, als wäre nichts gewesen. Ich merke das sofort. Es ist physikalisch einfach nicht möglich, dass die so aussehen! Jungs haben überhaupt keinen Impuls in dieser Richtung. Meistens sehe ich nun mal beschissen aus, wenn ich aufstehe. Vor allem, wenn ich am Tag davor besoffen war. Das ist ganz natürlich, und wenn man den Tag langsam angehen lässt und duscht, Kaffee trinkt und eine raucht, sieht man auch wieder frisch aus.

Zum Thema Körperbehaarung habe ich eine differenzierte Meinung. Achselhaare zu rasieren ist ein ästhetisches Muss, für Männer und für Frauen. Aber untenrum lasse ich mir gesunde vier Millimeter stehen, auch eine dunkle Straße zum Bauchnabel hat bei Männern was Attraktives. Und auch Mädchen sollten nicht komplett rasiert sein. Natürlich ist es blöd, wenn ein riesiger Busch am Start ist. So ein Streifen ist einfach schöner. Leider haben das viel zu wenige Frauen. Ich komme echt nicht damit klar, dass die denken, komplett rasiert sei am besten! Da hat man doch echt das Gefühl, keine richtige Frau vor sich zu haben, was stark irritierend ist.

Was ich total unattraktiv finde, sind Mädchen, die sich was durch die Nase ziehen. Wenn ich das sehe, bin ich gleich abgeneigt. Das liegt vielleicht auch daran, dass Mädchen, die sich MDMA schmeißen, schneller hässlich werden, vor allem die Haut wird dadurch zerstört. Jungs halten das besser aus, denke ich. Auch wenn sich Mädchen Wodka pur reinkippen, finde ich das abstoßend. Alkoholkonsum hat immer was mit Willenlosigkeit zu tun, was nur positiv ist, wenn man darauf aus ist. Ich kenne Leute, die sprechen nur Mädchen an, die schon fast zu sind, weil sie sich bei denen größere Chancen erhoffen. Aber viele Mädchen vertragen das nicht, und wenn die so viel saufen, werden die richtig Stulle in der Birne und kommen nicht mehr klar. Vor allem die Gestik wird dermaßen hässlich – torkelnde Menschen haben einfach nichts Hübsches mehr an sich. Wenn eine nur noch am Lallen ist, nimmt mir das irgendwie die Lust. Ich weiß ziemlich genau, was in einer halben Stunde mit ihr los sein wird, und dann lohnt sich der Aufwand nicht.

Partys sind aber eh Ausnahmezustand, vor allem bei Jungs artet das meistens in diese Richtung aus: Wer hat den Längsten, wer ist der Geilste, wer kriegt die meisten Mädchen. Es gibt ja diesen Spruch: »Ein Gespräch zwischen Männern ist immer ein Test, welcher eine Schlägerei gewinnen würde.« Der ist mittlerweile überholt, heute würde ich sagen: Ein Gespräch zwischen Männern ist immer ein Test, wer das schnellste Rennrad oder das neuste MacBook hat, wer näher am Prenzlauer Berg wohnt und vor allem, wer der Hübschere ist!

Außerdem gehen Jungen heutzutage viel verschwenderischer mit Komplimenten um. Wenn ein Mädchen zu einem Jungen sagt:

»Du bist wirklich schön«, dann ist das was Außergewöhnliches. Wenn das ein Junge zu einem Mädchen sagt, ist es was Gewöhnliches. Für Mädchen ist es leichter, schön zu sein, sie haben diese angeborene Eleganz. Dennoch: Ich würde niemals ein Kompliment machen, das ich nicht ernst meine, weil ich niemandem Hoffnungen machen möchte. Ich will nicht lügen, selbst wenn es nett gemeint wäre.

CHARLOTTE, 20 JAHRE

In deinem Inneren muss es doch auch ganz schwarz sein!?

»Dass ich nicht mit der breiten Masse zu vergleichen bin, finde ich schon gut, aber die Leute, die immer unbedingt alles anders machen müssen, sind oft so … aufmerksamkeitssüchtig.«

ERST WAR ICH IM BAUMARKT, SCHWARZE WANDFARBE KAUFEN. Der Verkäufer zeigte sich leicht schockiert und meinte: »Ich habe noch nie jemanden gesehen, der schwarze Wandfarbe gekauft hat.« Verwunderlich, weil Schwarz für mich so naheliegend ist. Vielleicht auch, weil es, seitdem ich 15 bin, die einzige Farbe ist, in der ich meine Klamotten haben will. Ich finde Schwarz einfach super und ich finde auch nur es so richtig schön. Bei mir ist echt fast alles schwarz, was man in dieser Farbe haben kann, sogar die Bettwäsche, obwohl die eine weiße Seite hat – ausschließlich schwarze Bettwäsche habe ich leider noch nie gesehen. Wenn im Winter alle in dunkle Mäntel gehüllt sind, dann freue ich mich darüber. Dabei bin ich jetzt kein Psychokind mit schwerer Vergangenheit. Auf keinen Fall, auch wenn das sogar meine Mutter denkt. Wenn ich mit ihr einkaufe, dann höre ich öfter so ein Seufzen und sie fragt: »Willst du nicht mal das anziehen?« Dabei zeigt sie auf ein buntes Blümchenkleid im Schaufenster. Die findet es ganz schlimm, wie ich mich kleide, und sagt immer: »Wenn du dich so schwarz anziehst, dann muss es in deinem Inneren doch auch ganz schwarz sein!?« Nein, das ist überhaupt nicht so, ganz im Gegenteil: Ich bin ein überaus optimistischer Mensch.

Wir sind total die Rockerfamilie, mein Daddy spielt Gitarre in einer Rockband und mein Bruder, der 19 Jahre älter ist als ich, ist Schlagzeuger und macht viel in der Metal-Richtung. Vielleicht habe ich mich daran orientiert, vor allem skandinavischer Black Metal ist ziemlich dunkel. Aber es gibt auch total viele, die Metal hören und Jeans anhaben. Das war nie so meins. Mit zwölf oder 13 hatte ich so eine erdfarbene Zeit, ich trug viel in Grün oder Braun. Und als ich schon die schwarze Kleidung hatte, waren meine Haare knallrot, bis zu meinem siebzehnten Lebensjahr. Dann hatte ich irgendwann keine Lust mehr auf die Frage: »Oh, darf ich mal deine Haare anfassen?« Ganz fremde Leute fragten mich das, zum Beispiel so ein Typ an der Tankstelle. Der kam zu mir: »Sind deine Haare echt? Darf ich mal reingreifen? Darfst auch meine anfassen.« Und er hatte 'ne Glatze! Tja, jetzt sind auch die Haare schwarz. Aber ich glaube, so langsam gewöhnen sich meine Eltern daran. Ich habe jetzt sogar schon mal was Schwarzes geschenkt bekommen!

Übrigens trage ich fast nur Kleider oder Röcke. Ich kaufe bei H&M ein und verändere das Zeug ein bisschen, mache es kürzer oder einen Spitzenrand dran. Und an den Füßen habe ich eigentlich nur Stahlkappen, in Absatzschuhen kann ich gar nicht laufen.

Dass ich nicht mit der breiten Masse zu vergleichen bin, finde ich schon gut, aber die Leute, die immer unbedingt alles anders machen müssen, sind oft so ... aufmerksamkeitssüchtig. So die große Aufmerksamkeit ist gar nicht meins, das ist mir eher unangenehm, deshalb bin ich die roten Haare auch losgeworden. Nur wenn ich Musik mache, stört mich das nicht.

Momentan studiere ich Skandinavistik, aber ziemlich halbherzig. Mit 19 war ich in Norwegen an einem Musikkonservatorium, seitdem kann ich fließend Norwegisch, also ist das Studium irgendwie überflüssig. Auch deshalb, weil das Einzige, was ich wirklich machen will, Musik ist – so singersongwritermäßig mit dem Piano. Metal würde mir zwar auch gefallen, aber das kann ich irgendwie nicht so richtig. In dem anderen bin ich besser!

Um meine Zugehörigkeit zur Metal-Szene auszudrücken, habe ich mir auch ein paar Tattoos machen lassen. Ich finde das total schön, selbst wenn ich mal alt bin, egal ... Das erste kam gleich mit 18 – in Runenschrift. Was es bedeutet, sage ich aber nicht, weil ich nicht will, dass es jeder hat. Ursprünglich komme ich aus einer Kleinstadt und da werden Leute mit Tattoos immer noch als Schwerverbrecher angesehen. Nach den Sommerferien, in denen ich mir mein erstes am Handgelenk hatte stechen lassen, kam ich in die Schule und mein Lehrer, der mich schon jahrelang kannte, schaute nur kurz drauf und rief dann ganz entsetzt: »Oh mein Gott, ist das etwa ein Tattoo!?« – »Nee, ist nur draufgemalt!«, behauptete ich. Das zweite wurde dann ein nordisches

Symbol im Nacken. Inzwischen habe ich hinter meinen Ohren außerdem kleine Symbole für meine Musikleidenschaft, weil ich eben Musikerin werden will und alles Mögliche spiele: Klavier, Saxofon, Gitarre, Harfe, Ukulele, Cello, Bass. Und der Termin für das nächste Tattoo steht schon fest. Auf meinen unteren Rücken kommt etwas Nordisches, nämlich ein Ornament, das auf uralten Steinen gefunden wurde. Ich liebe das ganze Wikingerzeug und ärgere mich sehr darüber, dass die gesamte Black-Metal-Szene von Nazis unterwandert wird. Seit ein paar Jahren hört man auf unseren Konzerten oder Festivals vermehrt deren Parolen, die Schreier werden dann aber auch rausgeschmissen. Trotzdem prägt es das Bild. Mit 15 stand ich bei so einer Jugendweihe auf der Bühne und sollte singen, da hatte ich ein schwarzes Shirt mit Totenkopf-Patch an und eine Frau fragte meine Musiklehrerin, ob ich Nazi sei.

Auch wenn jeder sein eigenes Ding machen möchte, gleicht man sich doch so ein bisschen seiner Gruppe an. Das ist mir besonders aufgefallen, als ich eine WG suchte. Ich las echt viele Angebote und gab die Namen der Mitbewohner bei Facebook ein, um sie mir anzusehen. Bei den meisten dachte ich mir gleich: Das wird niemals funktionieren, die wollen gar nicht mit mir zusammenwohnen. Und ich wahrscheinlich auch nicht mit ihnen. Nur zu einer Anzeige fand ich kein Bild. Die junge Frau schrieb ich dann nett an und erklärte, dass ich nur Schwarz trage und viel Metal höre. Und sie antwortete: »Cool, komm mal vorbei!« Sie ist von oben bis unten voll bunter Tattoos und im Gesicht gepierct, sieht echt gut bei ihr aus. Das Lustige ist, dass sie bei einer Versicherung arbeitet, am Telefon. Einer der Klienten, mit dem sie ganz oft telefonieren musste, sagte mal zu ihr: »Es ist immer so schön, mit Ihnen zu reden, Sie sind so nett und kompetent.« Als der sie dann mal persönlich traf, wusste er gar nicht, was er sagen sollte. Das ist ja das Gemeine: Die meisten Menschen sind nicht offen, sie sehen etwas im Fernsehen oder haben die Meinung von ihren Eltern übernommen. Dabei gebe ich ja zu, dass ich, wenn ich eine krass Gebräunte mit hellblonden Haaren und bauchfreiem Top sehe, auch oft denke: Schlampe! Aber ich würde nie was sagen. Und ob man wortlos toleriert, wie andere rumlaufen, hat in einem gewissen Rahmen auch was mit Intelligenz zu tun. Der ebenfalls komplett zutätowierte Freund meiner Mitbewohnerin hat riesig gedehnte Ohrläppchen. Als er mal durch Neukölln lief, schrien ihm Hopper zu, die am Straßenrand saßen: »Ey, du hast so große Ohrläppchen, da passt ja mein Schwanz rein!« Solche Riesenohrlöcher wären mir persönlich zu hardcore, da stehe ich nicht so drauf.

Ich habe aber auch eine ziemlich feste Vorstellung, wie Männer sein sollten. Ich finde nur einen Typ Mann attraktiv. Und dabei meine ich das eigentlich überhaupt nicht oberflächlich. Aber wenn ich nur den einen anziehend finde, aber mit einem anderen zusammen wäre, dann würde ich einfach nicht zufrieden sein. Auf jeden Fall sollte mein Traummann Musiker sein, alle meine bisherigen Freunde waren Gitarristen ... und auch alle in Metal-Bands. Zakk Wylde wäre mein absoluter Gott! Lange Haare sind oberste Priorität, ein bisschen Bart ist auch nicht schlecht und ich finde ja blaue Augen total schön. Die Statur sollte männlich sein, gern auch etwas füllig, so bärig halt. Auf Bauchmuskeln stehe ich nicht so. Ich habe auch zwei Kumpels, die total dünn sind, und wenn man mit denen zum Essen geht und die dann nur einen Salat bestellen, ist das so nervig. Das finde ich wirklich total unsexy! Es ist einfach nur anstrengend, wenn Jungen zu sehr auf ihr Aussehen achten. Obwohl gepflegte Haare natürlich schon wichtig sind. Auch Männer in schwarzen Anzügen gefallen mir. Schon mein erster Freund passte genau in meine Vorstellung: langhaarig, tätowiert, Gitarrist. Und man lernt ja mit jeder Beziehung dazu. Ich weiß genau, was ich will. Ich könnte einfach nicht mit einem Mann zusammen sein, der mich äußerlich nicht anspricht.

Mit meinem eigenen Aussehen komme ich gut klar. Wie so viele war ich in der Grundschule ein bisschen molliger. Dazu war ich noch Klassenbeste, weswegen ich total gehänselt wurde. Es ist ja bekannt, wie gemein kleine Kinder sind. Aber ich kam immer gut mit mir allein zurecht. Im Zuge der Pubertät verlor sich das Mollige dann auch. Ich war immer viel unterwegs, fuhr mit dem Fahrrad und ernährte mich auch etwas besser. Ich muss mich zwar noch immer nicht zwingend nackt präsentieren, aber wenn ich mich umziehe und ein Kumpel reinkommt, habe ich damit kein Problem – bei festen Freunden schon gar nicht. FKK wäre allerdings nichts für mich, da habe ich ein Trauma. Vor ein paar Jahren machte ich mit meiner Schwester mal einen Abstecher an den FKK-Strand und neben uns lag da so ein alter Opa über sechzig, der die ganze Zeit lüstern rüberguckte. Und der hatte ein Piercing an der Eichel, das in der Sonne glühte.

MARC, 16 JAHRE

Ein Narzisst und Bad Boy

»Andererseits fand ich es natürlich cool, dass haufenweise Mädchen einfach nur mit mir schlafen wollten, weil sie mich auf meinen Profilbildern geil fanden.«

NACHDEM KATHI MICH BEI *TVTOTAL* MIT DEN WORTEN: »Und dann grüße ich noch Marc, über den ich was Besonderes sagen soll, nämlich dass er es laut und versaut mag« erwähnt hatte und ich mich auf ihrer offiziellen Facebook-Seite als Gegenstand dieses Grußes geoutet hatte, bekam ich unzählige Freundschaftsanfragen und eindeutige Angebote von fremden Mädchen. Auf der einen Seite war es schon komisch, von Unbekannten verehrt zu werden, andererseits fand ich es natürlich cool, dass haufenweise Mädchen einfach nur mit mir schlafen wollten, weil sie mich auf meinen Profilbildern geil fanden. Wer gefällt sich nicht in der Rolle des Stars, dem die Groupies zu Füßen liegen?

Dass man sich so ikonenhaft inszenieren kann, ist das Faszinierende an Fotos. Auf ihnen kann man sich perfekt darstellen. Jeder Mensch sollte mindestens ein schönes Foto von sich haben. Man sieht sich darauf selbst, aber nicht wie im Spiegel, sondern wie man hofft, dass andere Leute einen sehen.

Ich glaube, dass die meisten Menschen über die Art, wie sie sich anziehen und präsentieren, verdeutlichen wollen, zu welchen Rollen sie sich hingezogen fühlen. Wenn ich mich beschreiben müsste, würde ich mich wohl einen Bad Boy nennen. Bevor ich vor ein paar Jahren die Schule wechselte, war ich so ein Blankoblatt gewesen. Aber dann kamen die ersten Eskapaden, die ersten Freundinnen, der erste Rausch, überhaupt die ersten Geschichten. Zum Beispiel mobbte ich einen Typen in der Schule ziemlich, weil er scheiße aussah. Grundsätzlich versuche ich ja tolerant gegenüber Menschen zu sein, die ich hässlich finde. Aber wenn mir an ihnen dann irgendwas abgesehen von ihrem Äußeren nicht passt, dann geht's los …! Schönheit und Ästhetik sind für mich einfach wichtig, damit ich jemanden respektieren kann. Das ganze Fortpflanzungsding beruht ja schließlich darauf, alle zwischenmenschlichen Beziehungen entwickeln sich aus einem ersten optischen Eindruck. Und der Typ damals in der Schule war so ein ganz Besonderer, direkt vom Nerdpol. Er brachte uns sogar selbst auf die Idee, ihn zu verarschen. Ich weiß nicht, ob es daran liegt, dass ich nicht empathisch genug bin, aber ich hatte von Anfang an kein Mitleid mit ihm, weil er viel größer als ich war und wahrscheinlich doppelt so schwer. Rein körperlich hätte ich in einer Konfrontation also eher den Kürzeren gezogen. Seine Aktionen gaben mir aber eine Steilvorlage, obwohl ich auch sehr gern einfach nur darauf rumritt, dass er mit seinen ungewaschenen Haaren, den mysteriösen Klamotten und der untersetzten Figur so dämlich aussah. Zuerst waren die Witze noch ganz subtil und ohne Namen, dieses typische »Ratet mal, wer...«, später schaukelte sich das dann so hoch, dass wir für das Mobbing von den Lehrern sanktioniert wurden. Damals fand ich das total geil, ich fühlte mich wie ein echter Gangster und hängte das auch an die große Glocke. Wenn ich die Strafen schriftlich bekommen hätte, hätte ich sie mir wahrscheinlich eingerahmt. Das hätte ich auch gern mit einigen meiner Verweise gemacht. Mittlerweile sind es über zwei Dutzend und 14 Sozialstunden, außerdem musste ich mal ein ganzes Schuljahr lang nachsitzen. Manche Sachen waren vielleicht wirklich nicht okay, aber ich bekam auch schon Ärger, weil ich zum Beispiel das Kreuz von der Wand genommen und durch einen Zettel ersetzt hatte, auf dem stand: »Hier könnte Ihre Religion stehen.« Mit vielen Lehrern komme ich einfach nicht so klar, obwohl es auch welche gibt, die ich echt mag. Und weil ich mir außerdem nichts aus einem tollen Abi-Durchschnitt mache, sind meine Noten dementsprechend schlecht. Deswegen würde ich sagen, dass mein gutes Aussehen die Hälfte meines Kapitals ausmacht, die andere Hälfte setzt sich aus vielen kleinen Sachen zusammen: Schlagfertigkeit, Humor oder meinem Talent, Texte ziemlich gut und schnell auswendig wiedergeben zu können.

Ein paar Mal habe ich auch schon gemodelt, aber das größte Selbstbewusstsein ziehe ich aus der Bestätigung durch das andere Geschlecht. Ich weiß, was es bedeutet, wenn sie mich *so* ansehen. Manchmal wächst sich das dann auch zu ganz seltsamen

Geschichten aus. Da war mal dieses Mädchen, das ich auf 'ner Party kennenlernte. Ich war rotzevoll und dann ging's ab. War arschkalt! Am nächsten Tag wusste ich nicht mehr viel, nur noch, dass ich die Kleine unglaublich heiß gefunden hatte. Also verabredete ich mich mit ihr. Als sie dann jedoch auf mich zulief und ich sie nüchtern betrachtete, fiel mir mein Irrtum auf: Sie war überhaupt nicht mein Fall. Leider ereignete sich dasselbe Szenario wie auf der Party dennoch ein weiteres Mal. Und danach noch zweimal. Die fand mich nämlich so abartig geil, dass sie sich mir dermaßen an den Hals warf, immer dann, wenn ich schon zu gut dabei war, um mich noch ernsthaft zu wehren. Selbst auf 'ner Party mit 900 Leuten fand sie mich, die muss überall Informanten gehabt haben, die ihr steckten: »Da hinten in der Ecke steht Marc, hackedicht und willig!« Ich kann auch gar nicht mal genau sagen, was mich an ihrem Aussehen störte. Ihre Art, dieses Nervige und dazu der berechnende Gesichtsausdruck – wahrscheinlich verband ich das mit ihrem Aussehen!

Ich werde oft von Mädchen angesprochen. Häufig bringen sie den Edward-Vergleich. An sich ist das ja ein bisschen uncool, weil *Twilight*, na ja ... Aber Robert Pattinson wird von so vielen Frauen so unglaublich schön gefunden, dass der Vergleich mit seiner berühmtesten Rolle ja eigentlich ein Kompliment ist. Woher der kommt, weiß ich allerdings nicht, vielleicht liegt's an den Haaren. Wenn ich sie nach oben mache, gibt es schon eine gewisse Ähnlichkeit zu der Edward-Frisur. Momentan habe ich meine Naturhaarfarbe: Blond, passend zu meinen hellblauen Augen. Davor hatte ich ein paar Jahre lang schwarze Haare – ich hatte eine ziemliche Emophase. Für kurze Zeit schmückte mich auch ein Iro. Dabei passe ich gar nicht in das Iro-Klischee, das sind doch sonst immer die, die den ganzen Tag am Bahnhof sitzen und Dosenbier trinken.

Mein Stil ist eher schlicht, keine ausladenden Schals und nicht übertrieben viel Schmuck. Ich habe auch nicht besonders viele

Klamotten. Dafür habe ich vier weiße Shirts mit V-Ausschnitt. Die stehen mir einfach gut und so kann ich sie öfter tragen. Auf Marken lege ich überhaupt keinen Wert, nur bei Anzügen ist mir wichtig, welcher Name draufsteht, weil man den Unterschied deutlich sieht. Die, die ich im Schrank habe, sind von Boss oder Strellson. Im Anzug fühlt man sich ganz anders: älter, reifer, und sieht nach Geld aus, was für Männer in unserer Gesellschaft ja immer noch ein Vorteil ist. Wenn ich in normalen Klamotten durch die Stadt laufe, werde ich gar nicht beachtet, und wenn ich auch noch rauche, guckt man mich eher abfällig an. Im Anzug, noch dazu in einem, der gut sitzt, bekomme ich gleich viel wohlwollendere Blicke.

Wer einen richtig guten Style hat und sich auch sonst meinem Image annähert, ist Pete Doherty. Richtig gut! Nicht nur das Aussehen, sondern auch diese tiefere Ebene, das Melancholische und vielleicht auch Gefährliche! Das haben auch Kurt Cobain oder Johnny Depp. Ich finde Männer zwar nicht erotisch, aber von Johnny Depp würde ich mich eventuell überreden lassen. Außerdem bewundere ich einen Typen, den ich mal auf Elba kennengelernt habe, der ist total klasse: Er ist dort Tauchlehrer und sieht super aus, hat eine extrem gute Figur, drei coole Tattoos und lebt das ganze Jahr auf seiner Basis mit seiner italienischen Freundin. Er kann sich relativ frei bewegen und ist bewundernswert ungebunden. Er verkörpert den Lifestyle, den ich anstrebe. Wenn die Schule zu Ende ist, werde ich auch nach Elba gehen, um dort als Tauchlehrer zu arbeiten. Es ist mir sehr wichtig, das durchzuziehen. Geld spielt in meinem Leben keine Rolle, Kompetenz ist viel wichtiger, denn die Einzigartigkeit, die du damit auf deinem Gebiet erreichst, macht es dir möglich, dir Freiheit zu erkaufen. Eine andere berufliche Perspektive für mich wäre noch, ein Piratendorf in Somalia zu finanzieren. Da man nicht mit drinsteckt, sondern nur investiert, ist das bestimmt lukrativ, außerdem klingt es nach einem geilen Job, ein Piratendorf zu unterhalten

… Allerdings kann man dort keine knackigen Tauchschülerinnen vernaschen!

Neben Kompetenz sind bei Männern auch Schlagfertigkeit und Willensstärke sehr attraktive Eigenschaften. Wenn man es draufhat, das mit dem richtigen Humor zu kombinieren, und auch noch gut aussieht, ist die Mischung unwiderstehlich. Gut aussehen heißt: ein markantes Gesicht und große, ausdrucksstarke Augen zu haben, und natürlich einen athletischen Körper. Ich arbeite ständig an mir, deshalb entspricht mein Körper – und insbesondere mein Bauch – meinem Ideal. Meine Beine könnten zwar muskulöser sein. Aber da ich meistens boxe, werden die nicht so intensiv trainiert. Wer es alles in allem wirklich übertrieben hat, ist Arnold Schwarzenegger. Der tut mir echt leid, weil sein gesamter Oberkörper jetzt irgendwie eingefallen ist. Ich habe da kürzlich so ein Foto gesehen, echt heftig!

Die moderne Schönheitschirurgie bietet einem zwar viele Möglichkeiten, aber das fängt dann irgendwann mit einem Facelifting an und man kann gar nicht mehr aufhören, weil sonst von heute auf morgen alles zusammenfällt. Und in der Zwischenzeit hast du all deine Authentizität verloren. Der Mensch ist ja komplett abgestimmt, was Gesicht, Mimik, Gestik und Stimme betrifft, und dieses Gleichgewicht wird durch Operationen zerstört. Eigentlich ist es gut, dass der Mensch altert, wir werden ja auch erfahrener. Attraktivität ist nicht unbedingt eine Frage des Alters. Wenn sie meine Oma sein könnte, wäre die Grenze überschritten, aber wenn die Frau hübsch ist, habe ich da keine Prinzipien. Und es muss alles nur noch irgendwie straff wirken. Ich glaube, das hat was mit Sport zu tun. Ich kann es gar nicht haben, wenn man einem Mädchen ansieht, dass es faul ist. So was fällt mir auf, wenn ich jemanden kennenlerne, dabei achtet man ja immer viel zu sehr aufs Äußere.

Auch bei Frauen wird die Attraktivität durch das Zusammenspiel verschiedener Faktoren beeinflusst. Wenn sie meinen Humor liebt, dieses spielerische Lächeln draufhat und wir einander eindeutige Blicke zuwerfen, was am reizvollsten über eine gewisse Distanz hinweg ist, dann ist das schon mal gut. Rein optisch ist mir das Gesicht am wichtigsten, es muss was ausdrücken, man muss es sich merken. Große Augen, die einen irgendwie anziehen, machen begehrenswert. Und wenn sie dann noch eine sonore Stimme hat, die zum Rest passt, Wahnsinn! Klare, hohe, aber nicht quietschige Frauenstimmen sind sehr angenehm. Und die Frisur ist ganz entscheidend. Ich habe eine Abneigung gegen gerade Ponys, Mittelscheitel kann bei einigen Frauen hingegen richtig geil aussehen. Grundsätzlich bevorzuge ich lange Haare, aber in manchen Fällen sind auch kurze Haare schön. Früher habe ich mir eingebildet, dass ich nur auf Blondinen stehe, aber das stimmt nicht. Exotische Mädchen mit dunklen Haaren und dunklem Teint sind auch ziemlich heiß. Claudia Cardinale, wegen der ich mir mal den Abspann von *Spiel mir das Lied vom Tod* angeguckt habe, und Brigitte Bardot waren extrem schön und heiß, als sie noch jung waren.

Die ideale Frauenfigur hat in meinen Augen die Maße 100-60-90. Was gar nicht geht, ist ein Frauensixpack, und Magermodels finde ich auch nicht schön. Brüste sind schon auch was Hübsches, aber tatsächlich lege ich nicht übertrieben viel Wert auf sie. Gerade in den Pornos werden einem ja Brüste vorgesetzt, für die man einfach nur dem Herrgott danken möchte. Aber da sie nicht echt sind, fühlen sie sich in Wirklichkeit sicher nicht so toll an, weil die OPs der Konsistenz schaden. Zwischen zu großen Brüsten komme ich mir außerdem total verloren vor. Ist doch gruselig, wenn sie gar nicht mehr in die Hand passen. Außerdem sind große Brüste oft so weich, dass man sie ganz seltsam verformen kann!

Grundsätzlich trenne ich Schönheit und sexuelles Begehren voneinander. Eines von beidem muss aber jeder Beziehung und jedem Flirt vorausgehen! Ich bin in Sachen Beziehungen experimentierfreudig, manchmal habe ich Glück und manchmal eben nicht. Ich liebe das Gefühl, verliebt zu sein, und ich liebe attraktive

Frauen. Ich gebe zu, ich mag es, mich mit schönen Menschen zu umgeben. Obwohl ich lieber mit Jungen als mit Mädchen abhänge, mit denen nichts läuft oder laufen könnte. Es ist verdammt hart, mit einem Mädchen nur befreundet zu sein. In Gesprächen habe ich dann permanent den Gedanken, wie es jetzt wäre, mit ihm zu schlafen. Man unterhält sich ganz unschuldig und dann driftet das alles so ab und ich kann nur noch daran denken, wie das jetzt wäre ...

Das, was eine Frau trägt, muss in erster Linie ihre Vorteile betonen und es darf nicht zu ausgefallen sein. Dieses ganze extrem szenemäßige Zeug gefällt mir zum Beispiel überhaupt nicht, ich habe ein Problem mit zu exzentrischen Styles. Und der Schlabberlook geht gar nicht, genauso wenig wie die komplett durchgepimpten Möchtegernplayboybunnys. Die machen mit ihren aufgeklebten Wimpern Spiegelpics und präsentieren sich dabei in einer ganz schlimmen Art, alles so überzogen und showmäßig. Das sind dann auch die, die immer mit so Fragen wie: »Du findest mich ja eh nicht attraktiv, oder?« ankommen, nur damit man ihnen ein Kompliment hinterherschmeißt. Da würde ich immer am liebsten »Ja, genau, du bist hässlich!« oder so antworten – schon aus Prinzip! Ich bin zwar keiner, der durch den Club läuft und jedem fremden Mädchen, das ihm nicht passt, schon mal zur Abschreckung den Mittelfinger vors Gesicht hält. Aber ich verberge es auch nicht, wenn mir jemand nicht gefällt. Ich würde kein Mädchen daten, das nicht begehrenswert ist.

Bei schönen Menschen erwartet man von vornherein, dass sie besser im Bett sind. Und wenn man auf oder unter einem schönen Menschen liegt, dann findet man es wahrscheinlich auch einfach deshalb besser, weil Sex viel mit dem Kopf zu tun hat. Erotik läuft ja auf einer mentalen Ebene ab. Grundsätzlich kann man zwar sagen, dass Schönheit automatisch erotisch ist, aber bei so makellosen, steril schönen Gestalten wie Keira Knightley stimmt das nicht ganz. Sie wirken zu unrealistisch und unantastbar.

Wenn es um Unterwäsche geht, gibt es einige Sachen, die nicht erotisch sind: Slips zum Beispiel. Es sei denn, man steht nur auf unschuldige Frauen. Gut sind Tangas oder andere knappe Dessous, die alles *Po*-sitiv betonen. Mit Push-ups ist das immer so eine Sache – solange du ihr das Teil nicht ausziehst, ist es wunderschön. Tust du es aber doch, sieht auf einmal alles ganz anders aus. Vor allem die Form ist manchmal nicht wiederzuerkennen, weil die Brüste von dem Ding ja zur Mitte hin gepusht werden, so dirndlmäßig – übel nur, wenn dadurch mehr als eine Falte entsteht.

Von mir und meinem Aussehen bin ich überzeugt und das wissen auch alle. Mal abgesehen von meinen zu langen Zehen und dem etwas haarigen Hintern ist alles schön. Ich frage auch schon mal nach, ob ich als attraktiv angesehen werde, immerhin weiß ich dann gleich, woran ich bin. Vor der Antwort habe ich keine Angst. Objektiv wird Attraktivität ja von mehreren Faktoren bestimmt und ich glaube, dass ich ein schönes Gesicht habe, mit markanten Wangenknochen und stimmigen Zügen. Außerdem macht dieses Bad-Boy-Ding, so ein bisschen Arschlochsein, viel von meinem Charme aus, ebenso wie mein entwaffnender Humor. Ich mag es, ein Narzisst zu sein, ich finde mich nun mal ziemlich geil und die Reaktion von anderen bestätigt mich. Ich schaue mich auch sehr gern nackt im Spiegel an und und betrachte jeden Muskel einzeln, wie er so im Licht wirkt. Dabei halte ich mir dann allerdings ein Handtuch vor den Schritt, weil das sonst die Ästhetik zerstört. Ich habe auch schon vor dem Spiegel geraucht – das mit der Zigarette im Mundwinkel habe ich mittlerweile so gut drauf wie James Dean.

LISA, 19 JAHRE

Als blödes Blondi mit großen Brüsten abgestempelt

»Manche schauen mir nur aufs Dekolleté. Wenn ich gerade überhaupt keinen Bock darauf habe, würde ich denen schon gern eine knallen.«

AUF MEINEM ABIBALL HABE ICH MICH RICHTIG TOLL GEFÜHLT. Ich hatte ein grünes Kleid an, rückenfrei und bodenlang, eng anliegend, tief dekolletiert und im Nacken zusammengebunden. Und auch die Jungs kamen alle schick, im Anzug – herrlich, ich habe mich gleich in jeden einzelnen verliebt. Ich bin zwar nicht kirchlich, aber ich freue mich schon auf meine Hochzeit in einem traumhaften weißen Brautkleid, das mir meinen Wunsch erfüllt, einmal eine Prinzessin zu sein.

Ich glaube, dass es wichtig ist, sich in der eigenen Haut wohlzufühlen. Gerade morgens in Unterwäsche, wenn der Bauch noch flach ist, ist es toll, vor dem Spiegel zu stehen. Auch sonst komme ich mit mir klar, auch wenn es bei Bauch, Beinen, Po ja immer was zu meckern gibt. Ich versuche, immer optimistisch und realistisch zu sein, was mein Aussehen betrifft. Als ich jünger war, verglich ich mich öfter mit meiner großen Schwester. Sie kommt ganz nach meiner Mama, beide sind total dünn, sehr groß und haben tolle lange Beine. Ich hatte zwar nie dieses Oh-bist-du-hässlich-Gefühl, aber zu meiner Schwester sagten immer alle: »Wenn du groß bist, könntest du Model werden.« Und ich stand daneben. Mit 14 wollte ich mir auch unbedingt meine Ohren anlegen lassen und selbst heute denke ich noch manchmal darüber nach, vor allem, wenn ich Frauen mit schönen großen Ohrringen sehe.

Es gibt ja die unterschiedlichsten Ansprüche an die Körper von Frauen. Ich finde es grundsätzlich gut, wenn alles wohlproportioniert ist. Wenn der Bauch größer als die Brust ist, wird's unästhetisch. Davor habe ich auch bei mir Angst, deshalb versuche ich, Sport zu machen, ich schwimme sehr gern. Ich versuche, mein Gewicht zu halten, was mir wegen des leckeren Essens an jeder Straßenecke recht schwerfällt. Ich gebe mir wirklich viel Mühe, mich gesund zu ernähren, aber dann kommt die Schokolade und ich gebe auf. Essen hat für mich ohnehin eine große Bedeutung, gerade in der Gemeinschaft. Man trifft seine Leute, kann erzählen, gemütlich einen Abend zusammen verbringen … Gemeinsam zu kochen und Zutaten zusammenzuwürfeln ist echt schön!

Ich kenne es aber auch, wenn man das Gefühl hat, dass die Jungs einen nur wegen des Aussehens interessant finden: Ich habe ziemlich große Brüste und manche schauen mir deshalb nur aufs Dekolleté. Wenn ich gerade überhaupt keinen Bock darauf habe, abends rumlaufe und eigentlich müde bin, würde ich denen schon gern eine knallen. Auf der einen Seite gibt es mir zwar einen Push, aber auf der anderen Seite fühle ich mich auf meinen Körper beziehungsweise auf ein bestimmtes Teil davon reduziert. Man wird außerdem schneller als blödes Blondi mit großen Brüsten abgestempelt … Bei meinem allerersten Freund hatte ich am Ende auch das Gefühl, dass es ihm nur um meinen Körper ging. Er war zwei Klassen über mir und ich wollte damals gern einen Freund, weil alle anderen auch einen hatten und bereits von ihrem ersten Mal sprachen. Er hatte blonde kurze Haare und Wuschellocken und sein Gesicht war noch nicht so reif, die anderen in meiner Klasse beschimpften ihn oft als Milchbubi. Das Ganze wurde dann eine ziemliche Enttäuschung, irgendwann wurde er immer abweisender und kam nur noch vorbei, wenn er was Körperliches von mir wollte.

Danach war ich eigentlich immer in einer Partnerschaft. Ich bin einfach ein Beziehungsmensch. Wenn man sein Singledasein genießt, kann man das zwar auch mit Männern, aber ich bin immer gleich mit Gefühlen dabei. Deshalb würde ich sogar Johnny Depp abblitzen lassen, wenn er mich nur für eine Nacht wollte. Mädels steigern sich ja gern rein und sind im Kopf schon zehn Schritte weiter. Und ich bin voll der Jane-Austen-Typ: Die Männer müssen den Anfang machen und sich darum bemühen, die Frau zu bekommen … Später will ich unbedingt eine Familie haben, aber jetzt kommt es mir sehr komisch vor, wenn ich mir vorstelle, mal so wie meine Mama zu sein. Dann ist die Jugend vorbei und man fragt sich: Habe ich alles erlebt, alles ausgekostet?

Früher wollte ich mich schminkmäßig meiner Schwester anpassen, aber heute bin ich da relativ selbstständig. Ich bin eher so der Normalo, ich schminke mich zwar regelmäßig, habe aber nur drei Sachen, die ich immer benutze. Letztens hatte ich mir so eine Schaummaske gekauft und die war auch wirklich ganz angenehm auf der Haut. Aber ich fühlte mich trotzdem ein wenig schlecht, weil ich so was vorher nie gebraucht hatte und jetzt werde ich doch Nutzer solcher Produkte, die eigentlich keiner haben muss und die nur gekauft werden, weil sie in der Werbung angepriesen werden.

Die ganz krassen Outfits sind einfach nicht meins. Wie können Leute nur in gestreift und kariert rausgehen? Auch wenn das in manchen Szenen hip ist, finde ich es so was von hässlich. Man fragt sich ja sowieso immer, was in den Menschen vorgeht, die sich völlig verrückt kleiden, auch wenn ich nicht glaube, dass man das Innere komplett anhand des Äußeren erkennen kann. Aber ich kann mir nicht vorstellen, dass einer wie der totale Punk rumläuft und dann zu Hause mit 'ner rosa Schürze ein paar Nudeln kocht. Man denkt immer, die Leute leben so, wie sie sich anziehen. Aber ist das so?

Ich kleide mich immer in so einem Mix aus leger und etwas schicker. Deshalb interessiert mich auch der Managerberuf, weil die da immer so schön angezogen sind: mit Röcken, Blusen und Blazern. Ein Markenhascher bin ich aber nicht, ich mag das ganz Normale, so H&M oder NewYorker, obwohl man die Klamotten von dort oft an den kleinen Kindern sieht. Vieles, was die großen haben, gibt es übrigens auch in den kleinen Läden – für weniger Geld. Style-Vorbilder habe ich nicht. Auch weil ich Angst habe, dass es mich deprimiert, wenn ich das anprobiere, was die tragen, und sehe, dass es mir überhaupt nicht steht. Klar habe ich mir auch schon staffelweise *Germany's Next Topmodel* reingezogen und bin mit 15 in unserem kleinen Ort bei so einem Miniladen als Model gelaufen. Das war aber eher peinlich, die Sachen waren sehr omamäßig. Ich denke, jedes Mädchen träumt davon, einmal auf einem richtigen Laufsteg zu stehen und von allen beachtet zu werden.

Ich denke schon, dass bei Frauen viel mehr auf das Aussehen geachtet wird als bei Männern, es wird ja ständig mit nackten Frauen geworben. Jetzt hingen ja gerade Plakate für die Serie *Mad Men* aus, auf denen der Spruch stand: »Hinter jeder erfolgreichen Frau steht ein Mann, der ihr auf den Arsch glotzt.« Es ist schon ein bisschen so. Obwohl wir Frauen natürlich auch leicht einem schönen Mann verfallen. Um prominente Beispiele zu nennen: Bei Orlando Bloom oder Johnny Depp schmachte ich auch vorm Bildschirm mit. In meiner Vorstellung ist der Mann meiner Träume ein bisschen größer als ich, hat schönes Haar mit Locken, an denen ich rumspielen kann, vielleicht einen Dreitagebart und ein markantes Gesicht. Und er sollte maskulin sein, Muskeln wären nicht schlecht, damit man schon von Weitem sehen kann, dass er ein richtiger Mann ist!

ALVAN, 18 JAHRE

Es gibt nur einen Alvan in Berlin

»Je nachdem, bei welchen Events ich am Start bin, will ich fein, sportlich oder szenemäßig auftreten. Ich bin ein spontaner Mensch, ich mag es farbenfroh und vielseitig.«

IMMER UNTERWEGS UND EIN BISSCHEN VERRÜCKT, THAT'S THE ALVAN WAY OF LIFE! Die Masse und darin der Mittelpunkt, das ist mein Platz. Jeder weiß: In Berlin gibt es nur einen Alvan! Ich bin fast wie ein Label. Deshalb war das Modeln für mich auch ziemlich naheliegend. Ich interessiere mich sowieso für Mode. Und hatte Glück: Ich kenne Leute, die bei Agenturen arbeiten und mir Tipps gegeben haben. Denn ich wollte das mal ausprobieren und reinschnuppern und die haben mich und meinen Kumpel Bouya dort eingeführt. Ich bin aber noch totaler Rookie, meine Sedcard ist noch im Aufbau! Die ersten Bilder hat mein Basketballtrainer Moussa Hakal gemacht, der hobbymäßig fotografiert. Ich finde es schon extrem cool, fotografiert zu werden. Vor der Kamera ist einfach mein Lieblingsplatz, da verhalte ich mich so, wie ich bin, schneide Grimassen, mache Faxen ...

Meine erste Modenschau war dic Abschlussshow einer Designerschule mit dem Thema »Mode durch die Zeiten«. Die Veranstalter hatten sich überlegt, was man vor hundert Jahren trug und was man in hundert Jahren tragen wird. Für meinen Auftritt wurde ich auch geschminkt, was am Anfang schon komisch war, als Junge muss man sich erst daran gewöhnen. Es wurde diskutiert, welche Make-up-Farbe zu mir passt, weil ich dunkle Haut habe. Es war schon geil, sich später im Spiegel zu sehen – mit dem ganzen Kajal und so –, weil man auf einmal ganz anders aussieht. Ich habe damals zwei Outfits präsentiert: einen türkisen *Miami Vice*-Anzug und einen ultracoolen Techno-Zukunfts-Entwurf. Man muss es tragen können ...

Ich mag es, wenn ich was von meiner Persönlichkeit einbringen kann. Da gab es zum Beispiel mal eine Kampagne von den Galeries Lafayette: »Du bist die Mode«. Es ging darum, seinen eigenen Style zu präsentieren. Mit meiner Fotobewerbung schaffte ich es auf Platz fünf von 200 und gehörte zu denen, die dann bei der Show laufen durften. Dafür wurde extra die Friedrichstraße gesperrt, der rote Teppich ausgerollt und die Leute von Yves Saint

Laurent kümmerten sich um die Maske. In der Jury saßen das Topmodel Franziska Knuppe, der Star-Coiffeur Udo Walz und der Designer Michael Michalsky. Zuerst wusste ich gar nicht, was ich anziehen sollte, und grübelte ziemlich lange. Schließlich entschied ich mich für eine hochgekrempelte graue Skinny-Jeans über karierten Socken, Segelschuhe und ein langes weißes Oberteil, darüber einen ledrig glänzenden Blazer und einen Fuchsschwanz am Gürtel. Auf dem Kopf hatte ich ein dunkles Cap in Pilotenoptik und eine Sonnenbrille, um den Hals ein traditionelles afrikanisches Tuch, das ich bei meiner Mama im Schrank gefunden hatte. Das Ganze ergänzte ich mit Schmuck und einer Oversize-Tasche. Dass Udo Walz nach der Show zu mir kam und sagte: »Ey, dein Outfit gefällt mir«, zauberte mir ein ziemliches Grinsen aufs Gesicht. Und Rolf Schneider, der auch da war, sprach einen Freund und mich an und lud uns ein, uns mal in seiner Agentur zu bewerben. Da bin ich jetzt dran! Meine Eltern freuen sich auch darüber, dass ich so aktiv bin!

Es ist auf jeden Fall gut, als Model vielseitig zu sein. Zum Beispiel wurde ich für einen Ikea-Werbespot gebucht und das war, was die Mimik betraf, wirklich harte Arbeit. Dass ich schon lange schauspielere, hilft mir beim Modeln weiter. Schon im Hort spielte ich den St. Martin, beim Krippenspiel in der Kirche war ich auch immer dabei und in der achten Klasse war ich Papageno in *Die Zauberflöte*. Ich habe auch mal im Gospelchor gesungen, deshalb ist meine Chorstimme ebenfalls ganz gut.

Was man auf jeden Fall braucht, ist Selbstbewusstsein. Das ist eigentlich das Wichtigste. Wenn man ständig von Menschen bewertet wird, die man nicht kennt, muss man taff sein. Ich habe ohnehin schon ein schwereres Standing, weil ich schwarz bin, und dazu noch der männliche Typ. Ich habe Muskeln, weil ich früher viel getanzt habe und jetzt Basketball spiele, außerdem gehe ich dreimal die Woche ins Fitnessstudio. Ohne Sport kann ich nicht leben. Wenn ich mal keinen mache, fühle ich mich eklig und nicht in Form. Es ist zwar schon so, dass es für den Bereich, den ich abdecke, wenig Konkurrenz in der Modewelt gibt, dafür wird mein Typ aber auch nicht so oft gebraucht. Ich war mal bei einem Casting, bei dem mehrere Designer Models für ihre Show suchten. Ich lief jeden Stand ab und musste mir immer wieder anhören: »Sorry, thin and lightskin!« Das war für mich ein echter Tiefpunkt. Aber abnehmen geht bei mir gar nicht, ich mag meinen definierten Körper. Nebenbei achte ich zwar schon darauf, was ich esse, aber ich gönne mir trotzdem jeden Tag mein Nutellabrot. Und natürlich ab und an KFC! Weil ich durch das Modeln oft Bestätigung bekomme, bin ich zu siebzig Prozent mit mir zufrieden. Man sollte ja schätzen, was man hat, ich hatte einfach Glück. Ich bin schon ein bisschen arrogant, das muss ich zugeben, meine Freunde wissen das und ich weiß es auch.

Mein Style war mir schon immer wichtig. Bereits in der Grundschule suchte ich meine Sachen selbst aus. Meine Mom sagte dann manchmal: »Hey, das geht nicht, das passt nicht zusammen, so kannst du nicht aus dem Haus gehen« und gab mir Tipps. Eine Zeit lang war ich eher der Baggyträger. Aus den Baggys bin ich aber endgültig rausgewachsen.

Meine Inspiration hole ich mir hauptsächlich aus dem Internet. *www.lookbook.nu* verfolge ich etwas genauer. Und Kanye West ist mein Held, der Mann hat einfach Stil. Ich mixe alles: H&M, Zara, Mutters Schrank, secondhand, No-Name-Klamotten. Und ich lasse gern meine Heimatkultur einfließen. Ich wurde in Kenia geboren und meine Herkunft ist ein wichtiges Thema, das sich auch in meiner Erscheinung widerspiegeln soll. Ich zeige, woher ich komme, woran ich glaube, wofür ich stehe.

Je nachdem, bei welchen Events ich am Start bin, will ich fein, sportlich oder szenemäßig auftreten. Ich bin ein spontaner Mensch, ich mag es farbenfroh und vielseitig. Ich glaube, dass ein farbloses, gewöhnliches Äußeres auch auf ein solches Inneres schließen lässt – bei einigen Leuten, die ich kenne, ist das jedenfalls so. Obwohl ich sehr viel ausprobiere und das sehr gern, gibt es auch ein paar Trends, die ich nicht mitmache: Absätze an Männerschuhen sind mir zum Beispiel zu feminin. Vor Partys rufe ich oft meine Jungs an und frage sie: »Hey, was soll ich anziehen?«

Ich sag mal so: Keiner kann wissen, was in zwanzig oder dreißig Jahren ist, aber wenn ich mir was aufbaue und dranbleibe, dann klappt das, was ich will, hoffentlich auch: In London Modedesign zu studieren wäre eine Möglichkeit. Meine Mama hat mir auch das Nähen beigebracht. Wenn ich eine Hose enger haben will, muss ich nicht zum Schneider gehen. Und Stylist wäre eine Option – für Promis oder ganz normale Leute. Viele denken ja, wenn man gut aussieht, muss man viel Geld dafür ausgeben, aber ich will gern das Gegenteil beweisen. Stil ist überhaupt keine Frage von Geld, Mode hat rein gar nichts mit Geld zu tun! Man kann auch super in Secondhandläden einkaufen. Meine Ziele, auf das Modeln bezogen, sind: einmal eine Fashionweek zu laufen und einmal in einem Fernsehspot oder auf einem Zeitschriftencover zu erscheinen.

Ich werde oft von Mädchen angemacht, was irgendwie komisch ist, weil es früher ja so war, dass der Junge dem Mädchen hinterherrennen musste. Aber es freut mich schon. Auch wenn Schwule mich anmachen, ist das cool, weil man ja sagt, die hätten am meisten Geschmack.

Andere Menschen finde ich schön, wenn sie sportlich aussehen. Aber oberste Priorität hat es, dass man dazu steht, wie man ist. Bei Mädchen sehe ich mir zuerst die Augen an und ich finde es wichtig, dass sie natürlich sind. Also, wenn ein Mädchen Locken hat, dann ist das wunderbar, viele glätten die ja – schade! Meine Freundin hat auch so tolle kleine Locken. Sie modelt ebenfalls, ich habe sie dazu gebracht. Sie ist echt hübsch und es gibt viele, die ihr hinterhergucken. Ich genieße es, wenn meine Freunde sagen: »Ey, deine Freundin sieht gut aus!« Damit ich mit einem Menschen zusammen sein will, muss der äußerlich schon etwas an sich haben.

Aber wenn die Richtige kommt, ist eh nichts mehr zu ändern! Ich denke, dass man alles und jeden bekommen kann, man muss nur wissen wie. Auch ein total hässlicher Mensch kann ein Model als Partner haben, er muss nur Selbstbewusstsein zeigen und den anderen auf eine Art berühren.

Vor einem Jahr war es so, dass ich zwei Mädchen zur Auswahl hatte. Eines war total hübsch und süß, wie ein Engel eben. Das andere war nicht ganz so hübsch, hatte ein Charaktergesicht, aber verstand mich total. Am Ende habe ich keines von beiden genommen, irgendwie hat es mit keiner richtig gepasst, aber dadurch habe ich gelernt, dass Aussehen nicht alles ist.

NORA, 16 JAHRE

Es macht Spaß, an die körperlichen Grenzen zu gehen

»An sich mag ich meinen Körper. Aber immer wenn ich in den Spiegel schaue, denke ich: Hier könntest du noch was verändern und verbessern!«

FÜR UNS ARTISTEN IST DER KÖRPER DAS ALLERWICHTIGSTE, ER IST UNSER INSTRUMENT. Ich muss mich jeden Tag zweimal aufwärmen. Wenn ich das nicht ordentlich mache, dann bekomme ich eine Zerrung. Deswegen ist mein Physiotherapeut auch sehr wichtig für mich, so ein abrufbereiter Masseur ist einfach großartig! Wenn ich mit Rückenschmerzen zu ihm komme, dann weiß er die Lösung. Schmerz ist schon was, mit dem man in unserem Job klarkommen muss. Ein gewisses Verletzungsrisiko ist immer gegeben. Ich habe mir einmal Elle oder Speiche (das kann man nicht so genau sagen) ausgerenkt, während ich meine Nummer übte, da musste ich mittendrin abbrechen und konnte den Arm nicht mehr bewegen. Ich wusste gar nicht, was passiert war und was der Arzt jetzt machen würde, und ich hatte riesige Angst davor, dass es nicht besser werden würde – nie wieder. Was wäre, wenn mir was richtig Schlimmes passieren würde, das will ich mir gar nicht vorstellen. Wenn ich keine Artistik mehr machen könnte, wäre ich ziemlich enttäuscht!

Meine Zukunft ist ziemlich ungewiss, es hängt so viel vom Glück und natürlich auch von meiner Gesundheit ab. Selbst wenn ich Artistin werde, spielt das Schicksal immer noch eine große Rolle. Es gibt immerhin so viele Artisten. Man braucht die richtigen Kontakte, muss die richtigen Leute treffen und sich den Varietés und Shows gut verkaufen. Weil ich Sicherheit haben will, mache ich an der Schule für Artistik auch das Abitur. Für den Fall der Fälle hätte ich also immer noch den Studienweg offen. Vielleicht würde ich mit Kindern arbeiten oder etwas mit Sporttheorie machen. Aber wie die meisten Leute hier an der Schule will ich eigentlich nur auf der Bühne stehen.

Seit 2008 bin ich jetzt in Deutschland, eigentlich komme ich aus der Schweiz. Nachdem ich die Aufnahmeprüfung bestanden hatte, zog ich hierher. Das erste Jahr war ich im Internat und manchmal hatte ich ziemlich Heimweh. Jetzt wohne ich mit einer Mitschülerin in einer WG. Mein Tagesablauf sieht ungefähr so aus: Um sieben Uhr stehe ich auf. Ich frühstücke nie, ich vertrage das nicht so gut, beim Training wird mir schlecht, wenn ich vorher gegessen habe. Dann habe ich Unterricht, Training und Pausen dazwischen. Zum Mittagessen gehe ich in die WG, weil ich da meine Ruhe habe. Da ich zweimal in der Woche bis 18:30 Uhr Unterricht habe, gehe ich keinen Hobbys nach. All meine Freunde sind auch meine Klassenkameraden, weil ich nicht so die Partygängerin bin. Außerdem bin ich nach der Schulwoche meistens zu müde und will mich nicht noch schlapper machen. Meistens gucke ich mir eine DVD an – ich liebe Tanzfilme wie *Step Up*, *Dirty Dancing* oder *Save the Last Dance* – und schlafe. Mein Körper muss sich erholen.

Es ist auch psychisch manchmal anstrengend, vor allem weil ich so ein Mensch bin, der sich viele Gedanken macht. Gerade vor Prüfungen bin ich sehr aufgeregt. Ich gehe schon davor alle Eventualitäten durch, und wenn's nur neue Stulpen sind – alles macht mich nervös. Ein ziemlicher Druck entsteht auch dadurch, dass man für jede Prüfung eine verbesserte Nummer vorbereitet haben muss. Eine wirklich gute Nummer setzt sich aus verschiedenen Elementen zusammen: Man braucht ein interessantes Kostüm, spektakuläre Tricks, die die Weiterentwicklung zeigen, und man muss sich einen facettenreichen Charakter ausdenken, dem man durch Ausstrahlung Leben verleiht. Wenn etwas dahintersteckt und man nicht nur Tricks aneinanderreiht, dann wertet das die Nummer wirklich auf. Da jeder sein eigenes Requisit hat, ist der Konkurrenzdruck nicht so groß. Obwohl er schon ein bisschen da sein muss, das spornt an! Und auch das Adrenalin muss sein, weil man die Tricks besser schafft, wenn man alle anderen Sachen vergisst und sich nur noch auf das konzentriert, was man gerade macht. Das wirkt sich vor allem auf die Körperspannung aus und man ist total präsent.

Ich habe mich auf den Luftring spezialisiert und bin gerade dabei, den Umgang mit dem Cyr-Wheel zu lernen. Für die Artistik am Luftring braucht man sehr trainierte Arm- und Bauchmuskeln, auch der Rücken ist wichtig und die Beine sollten möglichst leicht und dünn sein, damit man nicht zu viel Energie verliert, wenn man sie in der Luft halten muss. Wenn der Ring sieben Meter über dem Boden hängt, muss ich mich schon überwinden. Aber wenn ich mich dann getraut habe, ist es wundervoll. Es macht schon Spaß, an seine Grenzen zu gehen. Was ich zum Beispiel viel trainieren muss, ist die Dehnung. Dabei belaste ich vor allem meine Beine, weil mein Rücken so anfällig ist. Manchmal dehnen wir uns auch gegenseitig. Dann legen wir uns im Spagat auf den Boden und links und rechts drückt jemand die Beine zur Seite, bis es wehtut, etwa dreißig Sekunden lang. Aber man nimmt das alles eigentlich nur für das Gefühl, auf der Bühne zu stehen, auf sich.

Irgendwie leben wir Artisten in unserer eigenen Welt. Wenn man sich vor einem Auftritt schminkt oder wenn man die letzte Figur beendet hat und alle klatschen, dann hat man das angenehme Gefühl, Erfolg zu haben und beim Publikum anzukommen. Wir hatten erst letztens einen Auftritt in der Waldbühne mit 20.000 Zuschauern und es war so toll, wie die dort backstage für uns gesorgt haben. Und im letzten Jahr durften wir was echt Tolles machen, worauf wir stolz sein können: Zehn Leute von unserer Schule, unter anderem auch ich, waren zweieinhalb Monate in Shanghai auf der Expo, wo wir die Leute unterhielten, die vorher vier bis fünf Stunden am Pavillon angestanden hatten.

Wenn man während eines so langen Zeitraums aufeinanderhockt, lernt man einander noch mal besser kennen. Irgendwann hat man raus, zu wem man in welcher Situation gehen kann. Über Heimweh redet man am besten mit dem einen, mit anderen kann man Scheiße machen und bei ein paar Leuten kann man sich immer gute Laune holen. Wir Artisten sind eher lockere, spontane, gechillte Charaktere, nicht so unglaublich diszipliniert wie die Balletttänzer. Vor allem unsere Jungs sind cool und es gibt so ein, zwei, die alle gut finden. Aber für die Schule stylen wir uns nicht und schminken uns kaum, weil wir uns ja ständig wieder umziehen müssen, und beim Training verwischt die Schminke sowieso.

Weil ich festgestellt habe, dass ich eigentlich immer nur sportliche Klamotten trage, versuche ich, mir momentan eher was Schickes, Romantisch-Verspieltes zu kaufen. Bei Schuhen bleibe ich dem Sportlichen aber treu, hohe Absätze mag ich nicht. Meine Lieblingsexemplare sind weiße Adidasschuhe: Sie gehen bis zum Knöchel, haben drei rote Striche und sind an der Ferse blau. Und im Winter liebe ich meine Uggs. Ansonsten beschäftige ich mich nicht so krass mit Mode, Haute Couture und Lagerfeld sind nicht meine Welt.

An sich mag ich meinen Körper. Aber immer wenn ich in den Spiegel schaue, denke ich: Hier könntest du noch was verändern und verbessern! Ins Fitnessstudio würde ich trotzdem nie gehen, ich hasse diese monotonen Übungen, Ausdauersport im Allgemeinen liegt mir überhaupt nicht. Es ist aber auch nicht so, dass die Lehrer was zu meiner Figur sagen, ich werde nicht gewogen oder so. Dennoch habe ich manchmal das unangenehme Gefühl, dass ich genau auf der Kippe stehe, dass mein Gewicht bald nicht mehr okay sein könnte. Dabei weiß ich ja, dass sich mein Körper so verhält, wie ich ihn behandle. Für mich ist es schon wichtig, schlank zu sein, ich möchte das. Manchmal denke ich mir: Ich würde gern abnehmen, damit ich danach wieder ungehemmt reinhauen kann, dann hätte ich nicht diese Dauerpanik. Essen ist total wichtig für uns, die meisten essen übelst gern. Ich freue mich schon darauf, bevor ich weiß, dass ich gleich ein Tomaten-Mozzarella-Brot bekomme. Wenn es sich ergibt, kochen wir auch manchmal zusammen. McDonald's mag ich dagegen überhaupt nicht, da hole ich mir lieber einen Döner.

Es gibt noch so ein paar Sachen, die ich gern an mir verändern würde. Ich würde gern einen krassen Überspagat können und meine Rückendehnung könnte auch besser sein – leider bekomme ich, wie gesagt, ziemlich schnell Rückenschmerzen. Bei Männern sind mir Muskeln sehr wichtig, blaue Augen und blonde Haare gefallen mir auch gut. Mein Freund sollte auch Artist sein.

Auf jeden Fall will ich später Kinder! Ich habe eine Trainerin, die Mutter ist und die den Einstieg danach wieder geschafft hat. Aus beruflichen Gründen würde ich allerdings noch nicht mit zwanzig mit der Familiengründung anfangen. Es zieht mich in die Welt hinaus. Ich möchte viel von ihr sehen, überall auf der Bühne stehen. Ich würde gern mit offenen Armen empfangen werden, immer neue Leute kennenlernen und meine Zeit mit ihnen teilen. Das ist vielleicht auch so ein bisschen der Geist von uns Zirkusleuten. Und wenn ich dann mal ein Kind habe, werde ich es zwar nicht zu irgendwas zwingen, aber ich werde ihm die Artistik näherbringen. Und die meisten, die einmal reinschauen durften, packt es sowieso so krass, dass es sie nie wieder loslässt ...

LENNART, 17 JAHRE

Mut ist eine Grundvoraussetzung für die Arbeit als Designer

»Wenn es um mein eigenes Aussehen geht, bin ich ziemlich perfektionistisch, bei Pressefotos achte ich immer ganz genau darauf, wie ich wirke, und oft bin ich unzufrieden. Schrecklich eitel, ich weiß!«

BEI MEINER NEUEN KOLLEKTION HABE ICH VIEL MIT LACKSTOFFEN UND NIETEN GEARBEITET, die Fotos sollen eher düster und geheimnisvoll wirken: dunkel geschminkte Augen und verruchte Mienen. Wenn man irgendwas erschafft, ist die Frage nach der Inspirationsquelle meist nicht weit. Ich halte sie für die schlimmste überhaupt, weil ich nie so richtig darauf antworten kann – es entwickelt sich einfach. Ich würde zwar spontan Berlin als inspirierende Stadt nennen, alles Urbane finde ich überhaupt sehr geil, aber die Idee für eine Kollektion lässt sich – jedenfalls bei mir – niemals auf eine Quelle reduzieren. Man hat ein paar Einfälle, doch am Anfang weiß man noch gar nicht, wo die hinführen, erst mit der Zeit entwickelt sich ein roter Faden. Für die Präsentation ist der dann ganz ausschlaggebend. Ein Konzept hilft nämlich, dass die Mode auch wirklich so transportiert wird, wie ich es mir vorstelle. Ich drücke mit meinen Entwürfen keine Gefühle aus, wie es manch andere Designer gern vorgeben. Ich will Mode um ihrer selbst willen machen, meinen idealisierten Stil sichtbar werden lassen. Klar gibt es auch große Designer, die ein Riesengeheimnis daraus machen, was hinter ihrer künstlerischen Genialität und ihren Klamotten steckt, die verkaufen dann halt das Geheimnis.

Ein Designer, der mich irgendwie fasziniert, ist Philipp Plein. Er verfügt über ein großartiges geschäftliches Denken. Bei uns kennt man ihn kaum, aber in anderen Ländern ist er extrem erfolgreich, in Russland ist er ein Star. Er hat entdeckt, dass seine Mode nicht nur in Deutschland ankommt. Und dieses Gespür ist ziemlich wichtig! Bei uns ist die Modeszene nicht so mutig wie in anderen Ländern, dabei ist Mut eigentlich eine Grundvoraussetzung für die Arbeit des Designers. Du willst ja deinen eigenen Style durchbringen – auch gegen Widerstände und schlechte Kritiken von Leuten, die einfach nicht erkennen, was du zeigen willst. Da ich nebenbei durch die Schule abgesichert bin und nicht wirklich was zu verlieren habe, kann ich vielleicht mutiger als andere sein. Leute, die das hauptberuflich machen, stehen da viel mehr unter Druck.

Damit angefangen, mich für Mode zu interessieren, habe ich schon ziemlich früh. Als Kind war ich total kreativ, Kunst ist schon seit der Grundschule mein Lieblingsfach. Wie die meisten Jungen tauschte ich Pokémon-Karten und zeichnete die Animefiguren ab – häufig aus Langeweile im Unterricht. Dadurch bekam ich ein Gespür für Körper. Mit zwölf ging das dann in Modezeichnungen über. Ich erinnere mich, dass ich die Models aus dem Katalog abmalte, um dann meine Entwürfe darüber zu zeichnen.

In erster Linie kreiere ich Kleidung für Frauen, weil es da einfach einen größeren Markt gibt, aber auch Sachen für Männer entwerfe ich hin und wieder. Die ersten Teile, die ich selbst herstellte, waren natürlich für mich gedacht. Leider fehlt mir gerade ein bisschen die Zeit für meine eigenen Outfits, aber für die Fashionweek werde ich mich wohl wieder an die Nähmaschine setzen. Da fragen ja immer alle, woher das kommt, was man trägt, und dann kann ich sagen: »Es ist von mir! Übrigens, meine neue Kollektion kann man jetzt auf *www.wronkowitz.com* erwerben!«

Ziemlich bald nachdem ich die ersten Entwürfe gemacht hatte, bekamen das die Leute mit. Zuerst meldeten sich regionale Zeitungen aus Soest und Umgebung, kurz darauf kam eine Anfrage vom Deutschlandradio und dann zeigte auch schon das Fernsehen Interesse. Die AZ Media AG wollte einen Beitrag für RTL produzieren, der dann bei einem Fotoshooting in Düsseldorf gedreht wurde. Das war vor gut einem Jahr. Seitdem ist ziemlich viel passiert: Mein Vater hat mir ein eigenes Atelier in seiner Arztpraxis eingerichtet und ich habe eine erste eigene Kollektion herausgebracht. Interessant, dass ausgerechnet das Stück, das Collien Fernandes mal in einem TV-Bericht anhatte, am meisten verkauft wurde! Die von RTL hatten mich damals gefragt, wen ich gern ausstatten würde. Und ich hatte irgendwie schon immer den Wunsch, Collien einzukleiden, weil ich sie lustig und cool finde. Dass das dann auch wirklich klappte, war natürlich großartig. Ich bin nicht so der Fanmensch; mit den berühmten Leuten, die ich bisher getroffen habe, konnte ich immer ganz locker umgehen. Nur bei Lady Gaga habe ich ein bisschen Fangefühl. Ich liebe sie, ihren Style und das Gesamtkunstwerk, hinter dem sie sich immer etwas versteckt. So ein abgedrehtes Teil, das ich mal entworfen habe, könnte ich mir an ihr perfekt vorstellen: Es sieht ein bisschen wie eine tragbare Umkleidekabine aus. Oben ist ein schwarzmetallisch glänzender, viereckiger Deckel, der in der Mitte ein Loch hat, damit man den Kopf durchstecken kann, und von ihm hängt ein Blümchenstoff herunter, der sich um den Körper schmiegt. Und ganz wichtig: Es gibt keine Ärmel.

Das mit den Medien macht mir eigentlich ziemlich viel Spaß. Ich verstelle mich nicht, weder vor noch hinter der Kamera. Es gibt ja auch Leute, die lustig und nett rüberkommen und nach der Show total arrogant und blöd sind. Ich versuche authentisch zu sein und das passt meistens. Klar muss man in der Branche immer gut gelaunt sein. Wenn du schlecht drauf bist, wird dir das gleich als Arroganz ausgelegt. Und manchmal ist man auch nicht selbst schuld, wenn man unsympathisch rüberkommt: Ich drehte mal über eine längere Zeit, es sollten zwei Beiträge aus dem Material werden. Der eine war gut, ganz normal. Aber über den anderen war ich ziemlich geschockt: Das Fernsehen hatte mich wie so einen kleinen, unprofessionellen Jungen dargestellt – total schüchtern – und das Ganze auch noch mit fieser Zirkusmusik unterlegt. Das Interessante daran war, dass die nur Bilder in dem Beitrag zeigten und ich kein einziges Wort sprechen durfte. Wenn man nur Bilder zeigt, kann man jede Geschichte daraus spinnen. Das war's aber auch schon mit den Negativerlebnissen.

Die Leute, die mich auf der Straße erkennen, fanden mich bisher immer alle gut! Wenn so eine Gruppe Mädchen auf mich zukommt und fragt: »Hey, bist du nicht der Lennart aus dem Fernsehen?«, ist das doch voll süß. Oft kommt auch die Frage: »Wie hast du das gemacht …?«, was bei 12-Jährigen schon niedlich ist. Man merkt auch ein bisschen, dass Modedesign gerade so ein Trendjob ist. Witzig an meiner Fanpost finde ich, dass es nur so wenige schaffen, das Wort »Designer« richtig zu schreiben. Die Variante »Disiner« ist sehr häufig. Und dabei sind die Leute teilweise älter als ich!

Von meiner Arbeit als selbstständiger Designer leben zu können wäre schon geil. Ich will wahrscheinlich in Berlin studieren. Das absolut Größte wäre es natürlich, gelegentlich mal mit ein paar Sachen in der *Vogue* zu sein und ein Apartment in New York und Läden in den großen Metropolen zu haben. Je mehr Energie und Zeit man in diese Modesache steckt, desto größer werden auch die Erwartungen. Es ist wahnsinnig schwierig: Wenn du dir was ausdenkst, musst du dir hundertprozentig sicher sein, dass du das vorher noch nie gesehen hast, dass es dein eigener Trend ist. Wenn es das bei einer großen Kette mit Mainstreamfaktor wie H&M zur gleichen Zeit auch gibt, ist das scheiße.

Einer meiner schönsten Momente war, als mich der Künstler Fritz Risken anrief und sagte: »Komm doch mal vorbei!« Ich fuhr daraufhin völlig ahnungslos zu ihm und da stand dieses Riesenbild von mir – die Farbe war noch nass. Wir organisierten dann gemeinsam eine Modenschau in einer entweihten Kapelle.

Wenn es um mein eigenes Aussehen geht, bin ich ziemlich perfektionistisch, bei Pressefotos achte ich immer ganz genau darauf, wie ich wirke, und oft bin ich unzufrieden. Schrecklich eitel, ich weiß! Womit ich mir aber immer recht sicher sein kann, ist meine Kleidung. Da bin ich experimentierfreudig. Ich interessiere mich für alle Richtungen und probiere alles aus. Meine Klamotten lege ich mir immer am Abend vorher raus. Ich liebe es, jeden Tag in eine neue Rolle zu schlüpfen. Ich bin auch schon mal in Glitzerleggins zur Schule gegangen, das macht nicht jeder, vor allem nicht jeder Junge! In meiner Heimat kam das nicht so gut an. Ist aber auch klar, in so einem 50.000-Einwohner-Dorf wie Soest interessiert sich der Großteil grundsätzlich nicht so für Mode, und wenn überhaupt, dann sind es die Mädchen. Vielleicht sage ich aber auch in drei Jahren: »Oh mein Gott, was hatte ich denn da an!?«

Meine Lieblingshosenmarke ist Cheap Monday, ich habe nur Hosen von denen. Ansonsten gehe ich auch ganz gern zu Zara und Weekday, die haben tolle Schnitte. Meine eigene Mode soll auch nie so ein extrem hohes Preissegment erreichen, ich finde es grundsätzlich cooler, viele Leute zu begeistern. Secondhand ist dagegen nicht so mein Fall, ich will mir nicht vorstellen müssen, wer das vor mir getragen hat.

Ich bin ein ziemlicher Haarspray-Fetischist, eine Zeit lang nahm ich mein Spray sogar mit in die Schule. Zum Glück hat das wieder nachgelassen. Ich überlege mir gerade, meine Haare ganz kurz schneiden zu lassen oder sie weiß zu färben. Momentan sind sie dunkelbraun. Aber da Bill Kaulitz dieselbe Frisur hat wie ich, werde ich ständig mit ihm verglichen. Das ist einfach schlimm. Dabei hatte ich die Frisur zuerst und außerdem schminke ich mich nicht! Ich habe zwar kein Problem mit Bill Kaulitz, aber erstens finde ich, dass ich überhaupt keine Ähnlichkeit mit ihm habe, und zweitens will ich ich selbst und nicht sein Fake sein! Die einzige Parallele ist, dass wir beide sehr dünn sind. Ich bin es von Natur aus. Und das entspricht ja gerade dem Schönheitsideal. Vor allem weibliche Models sollen ja ganz dürr sein, fast schon asexuell und nicht geschlechtsspezifisch! Weil es so schwer ist, dünn zu werden und zu bleiben, wenn man nicht die entsprechende Veranlagung hat, gilt es als etwas Besonderes, etwas Exklusives. Und über das Exklusive verkauft sich die Mode. Teilweise werden die Fotos der Models sogar so bearbeitet, dass sie noch dünner wirken.

Wichtig ist es mir, auch im Alter nicht eingestaubt zu sein und nicht in der Welt von heute stecken zu bleiben, sondern modisch aktuell zu bleiben. Irgendwie will ich auch nicht alt werden. Ich habe schon mal überlegt, ob ich mich botoxen lassen würde, wenn alles irgendwann hängt. Aber mein Vater, der Arzt ist, meint, dass das sehr giftig ist und dass es ganz schön eklig enden kann, wenn man das falsch reinspritzt. Ich bin ohnehin mehr für Natürlichkeit, aber wenn sich alle in meinem Umfeld liften oder botoxen lassen würden, würde ich es wahrscheinlich ebenfalls machen lassen.

Auch bei Frauen gefällt mir Natürlichkeit am besten, diese eher unscheinbaren, elfenhaften Wesen mag ich total. Und lange Haare sind auf jeden Fall viel weiblicher als kurze. Keira Knightley finde ich zum Beispiel total attraktiv, weil sie so ein wunderschönes Gesicht hat. Das Gesicht ist mir immer wichtiger als der Körper, weil man an dem noch arbeiten kann. Palina Rojinski ist auch total cool, sie hat eine weibliche Figur.

Ich bin 1,74 Meter groß, es wäre cool, wenn ich größer wäre. Aber Designer sind ja meistens klein, das sieht man immer, wenn sie nach der Show gemeinsam mit ihren Models über den Laufsteg gehen. Es sieht teilweise lustig aus, wenn da zwei Köpfe Unterschied sind!

Ich denke, die meisten Menschen würden sich für eine schöne Hülle entscheiden, weil sie hoffen, dass man das Innere noch ändern kann. Das funktioniert aber wahrscheinlich nicht. Bei meinen Freunden ist es mir egal, wie sie aussehen, Hauptsache, ich kann gut mit ihnen reden. Ich muss einfach Leute um mich haben, die genauso verrückt sind und die mich verstehen. Auf Fashionevents ist das oft so zweigeteilt: Die einen haben einen tollen Humor und man kann die geilsten Aktionen mit ihnen starten. Und die anderen gehören zur Bussi-Bussi-Society, die schon blöd gucken, wenn man nur mal laut lacht!

ANNI, 19 JAHRE

Mit dem richtigen Styling kann eine Fünf eine Acht werden

»Für mich ist Mode eine Art der Selbstdarstellung – ob man nun mit ihr geht oder nicht. Und dessen sollte sich jeder bewusst sein.«

IRGENDWIE KANN ICH ALLES SO EIN BISSCHEN, ABER NUR IN EINER SACHE BIN ICH HUNDERTPROZENTIG GUT: MODE. Natürlich ist das nichts, mit dem man die Leute wirklich beeindrucken kann. Dabei ist es auch eine Kunst, einen Trend aufzuspüren, zu erkennen und zu wissen, wie man etwas tragen kann, um eine bestimmte Reaktion bei anderen hervorzurufen. Aber für die meisten Menschen zählt dieses Talent nicht. Ich mache gerade mein Abi und wenn ich später sagen würde, dass ich Mathematikerin bin, dann würden all diese ehrfürchtigen Ohs kommen. Wenn ich aber sagen würde, dass ich Trendbloggerin bin, wären die Äußerungen wesentlich weniger respektvoll.

Zum Trendscout bin ich über einen ziemlich banalen Weg geworden: Ich wollte einen Job und stieß durch Zufall auf den Aufruf auf der NewYorker-Website. Die suchten jemanden, der modebegeistert ist und über alles Mögliche in Sachen Fashion bloggt. Es ist ziemlich interessant: Das Image von NewYorker ist ja nicht besonders gut, aber die besitzen einen Radiosender und hypen alles, zum Beispiel sind sie bei *The Dome* und den *MTV Music Awards* mit dabei. Ich hätte nie gedacht, dass ich den Job bekommen würde, bewarb mich aber trotzdem mal – mit einem Text auf Deutsch und Englisch über die Traggins: Heute kennt jeder diese Jeans, die am Bund wie Leggins aussehen, aber damals waren sie noch ganz neu und ich schmückte das dann aus und spielte die Bedeutung dieser Teile zugegebenermaßen etwas hoch. Als dann nach einiger Zeit ein Brief kam, in dem stand, dass ich in der engeren Auswahl sei, dachte ich immer noch, das sei nur so ein Trostschreiben. Aber bald darauf erhielt ich dann tatsächlich die Zusage. Und jetzt blogge ich eben regelmäßig auf *www.whatstrend.com*. Über *Alors On Dance* von Stromae habe ich zum Beispiel schon berichtet, bevor der Song auch nur ansatzweise in die Charts eingestiegen war. Und ich habe den Undone Look schon lange vor seinem Höhepunkt beschrieben – das ist, wenn man zwei Stunden vor dem Spiegel verbringt, um am Ende so auszusehen, als hätte man gerade nach einer harten Nacht das Bett verlassen.

Ich bin immer auf der Suche nach neuen Einflüssen, was sehr witzig sein kann. Neulich habe ich einen Jungen gesehen, der seine Schnürsenkel wie die Bänder von Ballettschuhen um die Hose geschlungen hatte. Da ist mir natürlich sofort der Gedanke gekommen: Ist das jetzt Mode? Oder die Shearling-Jacken, die man gerade öfter auf der Straße sieht. Über die wollte ich auch was schreiben, aber dann habe ich einen süßen Opi mit so einer Jacke gesehen … Ist Opi jetzt also auch modern? Es kommt mir so vor, als sei in der Mode noch alles möglich: Konturen werden verwischt, momentan werden Frauenhosen weiter und Männerhaare länger, Männerhosen enger und Frauenhaare kürzer. Mode ist – bei aller Visualität – nicht zu greifen. Hier eine Definition, die ich interessant finde: Mode ist, wenn der Erste und Letzte als komisch gelten. Denn so ist es ja: Etwas geht zu Ende und fängt dann wieder an. Die Nerdbrillen sind jetzt schon fast wieder out, aber sicher kommen sie irgendwann wieder. Als Trendscout muss man das erkennen, ein ordentlicher geschichtlicher Hintergrund ist dafür ziemlich wichtig. Ich weiß, dass vielen Menschen das alles total egal ist, die richten ihre Prioritäten halt anders aus. Vielleicht ist das, was für mich Mode ist, für sie Biologie und sie sezieren eben gern …

Für mich ist Mode eine Art der Selbstdarstellung – ob man nun mit ihr geht oder nicht. Und dessen sollte sich jeder bewusst sein. Klar sehe ich auch oft Kleider an anderen Menschen, die mir nicht gefallen, aber das ist eigentlich gar nicht so schlimm, jeder kann tragen, was er will und was zu ihm passt – es sei denn, etwas ist zu eng. Furchtbar! Die passende Größe ist eine wichtige Sache – nicht alles, was eng anliegt, wirkt automatisch sexy, was zu eng ist, schon mal ganz und gar nicht. Wenn ich hübsche Mädchen sehe, die total eingequetscht rumlaufen, die sich in die 34 quälen, nur weil sie nicht wollen, dass auf ihren Kleidungsstücken 36 draufsteht, dann würde ich sie am liebsten mit nach Hause nehmen und umstylen. Denn Frauen haben an sich ja einen schönen Körper, sie können sich immer irgendwie präsentieren. Wenn eine breite Hüften hat, kann sie zum Beispiel die Oberweite betonen, damit sie ästhetisch aussieht.

Wenn man so was nur beruflich machen könnte ... Ich hatte mal eine Zeit, in der ich Modedesign studieren wollte, aber irgendwie klemmte ich mich nie richtig dahinter. Andere Mädchen mit Ambitionen in dieser Richtung schneidern mit 15, 16 erste Kleider und ich kann gerade mal eine grobe Skizze zeichnen. Ich müsste deshalb zu viel nacharbeiten, außerdem ist mir mein Abi dafür zu schade. Man sollte zwar nie sagen: »Jetzt ist es zu spät«, aber ich glaube nicht mehr daran, dass ich später selbst Mode kreieren werde. Zwischenzeitlich habe ich überlegt, was mit Modejournalismus zu machen, aber der Journalist ist ja nun mal leider nicht der, der was tut, sondern immer nur der, der einordnet und beschreibt. Und das muss einem dann auch wirklich großen Spaß machen! Im Augenblick denke ich über Eventmanagement nach. Es wird ja immer jemand gebraucht, der die vorhandenen Vorstellungen visualisiert, und vielleicht kann ich das mit Fashionshows oder so koppeln. Aber irgendwas in dieser Richtung muss es sein. Mir wird das bewusst, wenn ich im Matheunterricht sitze und mir verzweifelt denke: Ich werde das alles hier nicht wiedersehen und auch nie wieder brauchen. Dann suche ich mir irgendeinen Ansatz, um mich selbst zu überzeugen, dass es vielleicht doch ein kleines bisschen was bringt. In Mathe sind die Zahlen wichtig – denn Zahlen sind Geld, Geld ist alles, Geld regiert die Welt.

Nach dem Abi würde ich sehr gern ins Ausland, nach Frankreich oder nach England, gehen. Mittlerweile habe ich echt eine Passion für Großbritannien entwickelt. Die Engländer sind so cool und haben so was Dreckiges, Lockeres, in meinem persönlichen Mode-Ranking sind die auch ganz weit vorn. Vor allem Vivian Westwood ist hammer, die Frau ist einfach eine großartige Punk-

Omi. Und es ist kein flüchtiger Trend, dem sie hinterherläuft, sondern die Westwood war schon ihr ganzes Leben lang so und sahnt jetzt natürlich total ab, weil jeder ihr Zeug will.

Ich mag aber auch Beth Ditto von der amerikanischen Band Gossip supergern, sie läuft einfach total entgegengesetzt und zerstört regelrecht die Schranken und Regeln, die die Menschheit verbissen aufgebaut hat. Ich finde den Magerwahn sowieso ziemlich fatal, gerade in jungen Jahren. Meine Cousine ist ein bisschen pummeliger, und als ich sie mal vom Turnen abgeholt habe, ist so eine blonde Fünfjährige angesprungen gekommen, die sich vor ihr aufgebaut und gesagt hat: »Die im Turnverein sagen, ich bin die Dünnste, also bin ich die Schönste!« Man setzt Dünnsein mit Schönheit gleich und bringt dieses Ideal schon Kindern nahe – krank. Dass alle dünn sein müssen, ist das Dümmste, was es gibt. Wenn man singen kann, dann soll man es auch auf der Bühne dürfen, überhaupt sollte man sich auch dann auf alle erdenklichen Arten ausdrücken dürfen, wenn man ein paar Pfunde mehr drauf hat. Ein Talent sollte auf keinen Fall durch irgendwelche äußerlichen Merkmale an seiner Entwicklung gehindert werden. Wenn jeder so viel Mut wie Beth Ditto hätte, dann gäbe es auch keine Mitläufer mehr und man würde nicht ständig nach irgendwelchen Stereotypen suchen und von denen auf alle anderen schließen, nach dem Motto: »Weil du das und das trägst, bist du so und so.«

Ich glaube, dass Mode im Hinblick auf manche Dinge toleranter macht. Zum Beispiel gegenüber Schwulen, mit denen die meisten Leute, die sich für Mode interessieren, überhaupt kein Problem haben, ganz im Gegenteil. Mir ist aber auch klar, dass man nicht jedem gegenüber tolerant sein kann. Die täglichen Nachrichten trimmen einen zu sehr darauf, sich an eine bestimmte Darstellung zu gewöhnen, und irgendwann wird diese zur eigenen Wahrheit. Die ganze Modewelt baut eben darauf auf, andere nach ihren Maßstäben zu beurteilen. Vielseitig zu sein ist zwar eine Grundforderung, aber im Endeffekt beruft man sich doch auf Schranken:

»Wehe, du trägst *das* mit *dem* zusammen.« Man soll bunt und gleichzeitig schwarz-weiß sein. Vielleicht liegt aber genau darin auch der Reiz der Mode: Du hast zwar alle Optionen, aber du musst schon ziemlich viel Mut aufbringen, um für etwas zu stehen, wofür dich wahrscheinlich alle anderen kritisieren werden. Wenn man sich von der Norm abweichend kleidet, wird man darauf reduziert. Erst kürzlich habe ich in der U-Bahn so einen *World of Warcraft*-Typen gesehen, der einen Geburtstagshut trug. Aber vielleicht ist er ein Vorreiter und bald tragen alle Geburtstagshüte? Da fällt mir Pharell ein, der in der Schule der totale Freak war – irgendwas war da mit *Star Wars* – und jetzt geht er total ab.

Hätte jeder seinen eigenen Stil, wäre das doch cool, aber die meisten brauchen was zum Orientieren, Vorbilder zum Festhalten. Das ist auch gar nicht schlimm. Niemand sollte gezwungen sein, sich ständig neu zu erfinden. Und darauf stützt sich ja auch die Branche: Jeder Designer, jedes Model, jeder Celebrity und jede Marke verdient Geld damit, dass einige Leute so sein wollen wie andere, und das, indem man ihnen verkauft, eben nicht so zu sein wie alle anderen. Das ist überhaupt sehr amüsant. Buffalos finde ich ganz grauenvoll, sie sind hässlich, machen eine üble Form und haben keine einleuchtende Funktion. Wenn aber jemand Berühmtes damit rumläuft, dann stehen sie in der nächsten Saison wieder haufenweise in den Läden. Hinter jedem wirklich großen V.I.P. steht ein ganzes Heer von Stylisten, die für ihn – teilweise in Zusammenarbeit mit den Labels – einen Look entwickeln, und davon profitieren dann beide: der Promi, der als stilsicher gilt, und die Modebranche, die das Image des stilsicheren Stars vermarktet.

Wenn es darum geht, welche Sachen jedes Mädchen im Schrank haben sollte, halte ich es ganz klassisch: Man braucht die eine perfekte Jeans. Denn wenn man ein Date hat oder sich irgendwas plötzlich vor einem auftut, dann hat man immer noch dieses Teil, in dem man einfach gut aussieht und in dem man sich sicher fühlt. Abgesehen davon braucht jede Frau noch das legendäre kleine Schwarze. Denn auch wenn du zehn Kleider zur Auswahl hast, wirst du dich in den meisten Fällen für dieses klassische entscheiden.

Es ist ja so: Niemand möchte nackt rumlaufen und jeder hat im Voraus die Wahl. Über unsere Kleidung können wir nämlich schon ein bisschen lenken, wie man uns kategorisiert, wie das Urteil unseres Gegenübers ausfällt. Denn viele Situationen laufen auf eine ganz bestimmte Art ab, weil wir etwas Spezielles anhaben. Mithilfe des Styles kann man zum Beispiel bestimmen, welche Typen einem auf der Straße nachschauen oder einen ansprechen. Lässig gekleidet, wirkt man ansprechend auf sportliche Jungs und der Sekretärinnen-Style verdreht vor allem Älteren den Kopf. Ich denke, wenn man sich mit dem Style des anderen identifizieren kann, dann überträgt man das auch auf dessen Charakter und findet ihn sympathisch.

Was ich trage, entspricht, glaube ich, sehr meiner Person. Ich war immer klein (1,60 Meter) und zierlich, deshalb habe ich oft weite, aber feminine Sachen an, momentan ist das ja auch Mode. Und ich verändere mich oft und gern. Meine Mitschüler sind wohl manchmal echt schockiert, wenn ich mich mal wieder verwandele: Klamotten, Brille und ständig eine andere, teilweise undefinierbare Haarfarbe. Charakterlich bin ich zwar impulsiv, aber manchmal auch völlig ruhig und dann kann ich plötzlich wieder total ausrasten. Und meine Kleidung spiegelt das wider: An einem Tag komme ich fast wie ein Penner an – relativ ungeschminkt für meine Verhältnisse – und am nächsten will ich total schick sein und hole meine höchsten Schuhe raus!

Ich habe mein Schönheitsideal immer vor Augen. Es ist nicht unmöglich, das zu erreichen, sondern eine Frage der Umsetzung. Wenn ich ins Fitnessstudio gehe und auf meine Ernährung achte, dann finde ich mich schön. Weil es mein persönliches Ideal ist, schlank zu sein, aber nicht unbedingt dünn. Klar gibt es Momente, in denen ich Anflüge von Komplexen kriege, in denen ich mir das eine größer und das andere kleiner wünsche. Aber ich kann schon ganz gut mit den Sachen leben, die ich an mir nicht so mag. Weil ich durchgängig an mir arbeite, bin ich auch stolz auf meinen Körper. Ich fühle mich mittlerweile richtig wohl. Außerdem denke ich, sobald man mit Schönheits-OPs anfängt, findet das kein Ende. Ein regelrechter Teufelskreis entsteht. Man denkt sich: Okay, die Brüste sind jetzt zwar schön, aber die Oberschenkel passen immer noch nicht ins Bild und so weiter. Deshalb gar nicht erst daran denken! Ich weiß ja auch, dass ich nicht übermäßig schlecht ausgestattet bin. Es gibt immer Leute, die schöner sind, aber eben auch das Gegenteil. Und wenn man sich zu geil fühlt, läuft man Gefahr, dass man nicht mehr durch die Welt läuft, sondern fliegt, man sieht nur noch sich selbst und ist verblendet. In einer Masse von Menschen muss man sich selbst einschätzen können, das ist wichtig!

Niemand, der sich gehen lässt und zu Hause rumgammelt, kann erwarten, dass der geile Sportler aus heiterem Himmel erscheint und einen interessant findet. Man muss halt auch Sport machen oder sich weiterbilden, damit man Gesprächsstoff hat. Es gibt Menschen, die schön sind. Und es gibt Menschen, die ganz gut aussehen, aber Makel haben, zum Beispiel 'ne komische Nase, aber mithilfe von Schminke und Kleidung zeigen sie ihre Vorzüge. Da sagt man zwar nicht von Weitem: »Oh mein Gott, ist die schön!«, aber dennoch werden sie von anderen geschätzt. Nehmen wir Chuck Bass aus *Gossip Girl*. Wahrscheinlich würde man den Schauspieler Ed Westwick auch nicht bemerken, weil er rein äußerlich nichts Besonderes ist. Aber ich kann seine Rolle in der Serie gar nicht von ihm trennen. Für mich sieht er sehr gut aus und strahlt eine gewisse Attraktivität aus, denn sein eher schicker und feiner Kleidungsstil passt zu seinem Charakter. Würde er selbst großartig aussehen, könnte er seine zynische und dunkle Rolle gar nicht richtig verkörpern. Chuck geht mit dem Kopf durch die Wand, er hat auch schon harte Zeiten durchgemacht, das ist das, was ihn geprägt hat und ausmacht. Schönheit kann zwar Türen öffnen, aber langfristig fesseln andere Facetten die Mitmenschen. Nate, der andere Junge aus *Gossip Girl*, ist wunderschön, aber auf Dauer langweilig, weil er zu perfekt ist und die Mädchen sowieso kriegt. Er ist *zu* schön – wenn das geht – und noch nicht genug vom Leben gezeichnet. Chuck fordert uns mit seinem markanten Gesicht und den verheißungsvoll verdorbenen Mundwinkeln heraus. Es ist dieses magische Ding, alle Mädchen sagen: »Nein, ich will diejenige sein, die ihm widersteht! Obwohl eigentlich alle der Versuchung erliegen wollen ... Damn, that Motherchucker! Er ist stilvoll, elegant, einflussreich, verfänglich. So was ist echt selten. Ich kenne schon auch so ein paar Jungs, die Jacketts tragen und sich die Haare gelen, aber die haben nicht denselben Sex-Appeal. Die sind oft schleimig und man sieht ihnen an, dass sie nach etwas suchen, um dir ein Kompliment reinzuhauen, damit du sie magst. Ich finde einfach Männer toll, die ihren eigenen Stil haben und sich nicht davon beeinflussen lassen, wenn dieser Stil in meinen Augen vielleicht nicht immer gut aussieht.

Ich bin schon so, dass ich Gefahr laufe, eine Beziehung anfangs nur nach optischen Faktoren einzugehen. Wenn der andere so perfekt scheint, dann nimmt man ja auch mal gern charakterliche Schwächen hin. Wenn man jemanden trifft, der ansprechend aussieht, geht man im Kopf mit ihm gleich einen Schritt weiter. Irgendwann hat mal ein kluger Mensch gesagt: »Innere Werte zählen mehr.« Also wenn ich jetzt zugebe, dass ich jemanden nur geil finde und dass mir das fürs Erste genügt, dann entsteht immer so ein unangenehm oberflächlicher Eindruck. Aber optische Sachen stehen nun mal fest, das gibt Sicherheit. Man kann ja nicht darüber spekulieren, ob eine Nase schief ist oder nicht. Beim Charakter ist das anders! Wenn jemand nicht attraktiv ist, dann bildet das eine Barriere, keine Frage. Aber wenn er dann wirklich den perfekten Charakter hat, dann können die Zeit und die Tatsache, dass man sich an sein Aussehen gewöhnt, diese Barriere überwinden.

Es gibt nur selten Fälle, in denen das alles gar nicht geht, aber es zwingt dich ja auch keiner ...

Ich möchte später nicht sagen müssen, dass ich mich in viel zu viele Jungs verguckt habe, bei denen nur ein Teil wirklich gepasst hat – Aussehen, Charakter oder Status. Es muss alles stimmen, so, dass mir fast die Worte fehlen. Ich möchte mit jemandem zusammen sein, der alle meine Vorstellungen über den Haufen wirft, sodass ich ganz von vorn anfangen darf. In der Vergangenheit habe ich bei Jungs oft nicht zu Ende gedacht. Vor allem bei den ersten Freunden hatte ich – wie so viele – dieses Gefühl, dass man da einfach durch will. Man nimmt jeden, der in der Ecke steht, rennt durch Beziehungen, als wären sie ein Speedlauf. Heute denke ich mir manchmal: Wie konnte ich nur!? Zuerst ist man gar nicht wählerisch, aber dann steigen die Ansprüche ins Unermessliche. Ich erinnere mich an einen Jungen, bei dem ich alles darangesetzt habe, ihn kennenzulernen, nachdem ich ihn das erste Mal gesehen hatte. Perfekte Gesichtszüge, süße Grübchen und ein zum Sterben schönes Lächeln, inklusive gerader, weißer Zähne. Groß, sportlich und stilsicher. Mein Traum von Mann sozusagen. Auch charakterlich war er ganz nett. Aber die späteren Umstände und seine Meinung zu diesen Umständen lassen ihn heute so anders wirken, dass ich teilweise fast schon Ekel empfinde, wenn ich ihn sehe. Ich hatte einfach eine ganz andere Erwartung an ihn. Eine viel zu hohe. Ich schloss von einem perfekten Aussehen auf einen perfekten Charakter. Und genau diese Erwartung hat die kleinsten Makel zu großen Enttäuschungen werden lassen.

Mit der Zeit habe ich für mich rausgefunden, dass es zwei Arten von Typen gibt: Die einen bemühen sich sehr – fast schon zu sehr – um das Mädchen und die anderen sind zwar interessiert, machen es aber nicht zum Grundprinzip, das Mädchen haben zu wollen. Obwohl ich normal selbstbewusst bin, bekomme ich nie mit, wenn jemand auf mich steht. Vielleicht, weil ich ungern Verhaltsweisen anderer interpretiere, das machen meistens andere für mich. Wenn jemand zu mir sagt: »Woah, du bist voll hübsch!«, dann denke ich mir eher: Soll ich mich dir mal ungeschminkt zeigen? Ich weiß einfach, wie ich mich schön machen kann. Deshalb bin ich mir nicht sicher, ob die Tatsache, dass ich schön gefunden werde, an mir liegt oder daran, dass ich weiß, was mir steht. Typen haben schließlich auch schon mal zu mir gesagt, ich würde grottenschlecht aussehen. Manche Männer haben mehr Angst, einer Frau Komplimente zu machen, als sie zu beleidigen. Sie denken wohl, mit Komplimenten machen sie sich selbst kleiner, und wenn sie die Frau beleidigen, hoffen sie, dass *sie* kleiner gemacht wird. Das sind oft Machtspielchen. Wenn man es ehrlich meint, dann lässt man so etwas.

Ich bin fest davon überzeugt, dass jedes Mädchen jeden Jungen bekommen kann. Unter der Bedingung, dass es weiß, was er will. Wenn man richtig nachforscht und herausfindet, was er erwartet, und mit diesem Wissen was aus sich macht, dann ist man fähig, so ziemlich jeden von sich zu überzeugen. Wir denken ja oft: Total geiler Typ, hässliche Freundin – was ist da passiert? Aber vielleicht hat sie raus, was er braucht, oder er sieht andere Dinge in ihr, weil er weiß, wie es ist, nur auf das Aussehen reduziert zu werden. Wenn die beiden glücklich sind, dann ist das auch gut so, da muss man nicht sagen, dass er eine Hübschere verdient hätte. Es gibt schon auch Jungs, die wirklich Wert auf innere Attraktivität legen. Ich kenne einen echt hübschen Typen mit einer Freundin, die gar nichts aus sich macht, kein Make-up oder so trägt. Und er findet genau das schön, weil er weiß, dass das ihr normales, ihr wahres Gesicht ist! Er sagt, er kann sich sicher sein, dass sie nicht irgendwann mal ihre Extension rausmacht, die Maske wegzieht und die Wimpern abreißt und dann ein anderer Mensch vor ihm steht. Gerade Dinge wie Push-up-BHs täuschen und lassen die Realität anders und vor allem attraktiver erscheinen. Wenn man diese optische Täuschung erst gar nicht aufbaut, folgt auch keine bittere Enttäuschung.

Grundsätzlich kann ich mir aber vorstellen, dass jeder einen gewissen Spielraum hat: Wenn man eine Fünf ist, kann man nie eine Zehn oder Eins werden. Aber wenn man sich gehen lässt, rutscht man auf eine Zwei ab; wenn man sich richtig bemüht, kann man es bis zu einer Acht schaffen. Und eine Acht kann auch mindestens eine Neun bekommen. Aber das kommt immer auf die Menschen an.

Dennoch sollte man sich im Leben nie auf sein Aussehen verlassen. Man sollte es als einen Umstand zu schätzen wissen, der von Gott gegeben ist, zum Beispiel, wenn man im Job einen kleinen Vorteil bekommt, weil der Chef es super findet, eine hübsche Sekretärin zu haben. Außerdem ist das alles vergänglich. Dabei ist älter zu werden ganz normal, es zeugt ja auch von Erfahrung. Ich finde es so ätzend, bei alten Menschen muss man doch gar nicht über Falten reden! Mit vierzig sollte man einfach ein anderes Schönheitsideal verfolgen als mit zwanzig. Und wenn man das nicht kann und was an sich machen lässt, dann sollte man auch dazu stehen, damit zeigt man nämlich: »Ich war nicht immer so perfekt!«

Ich finde, wenn wir uns immer mit anderen vergleichen, machen wir es uns oft zu schwer und erheben den schönen Menschen so sehr, dass wir uns darin verlieren. Auch wenn man noch so überzeugt davon ist, dass das Gegenüber schöner oder lustiger ist: auf keinen Fall klammern oder verstellen und krampfhaft versuchen zu überzeugen! Wie Kurt Cobain einst sagte: »Wanting to be someone else is a waste of the person you are.« So scheitert man meistens nicht an sich selbst, sondern an der Person, die man vorgibt zu sein.

GIAN-LUCA, 22 JAHRE

Trotz Schmerzen zum Training

»Der Sport hat mir unglaublich viel gegeben, er macht mich innerlich stärker. Man hat dieses unvergleichliche Erfolgserlebnis und findet viele neue Freunde.«

ALLES FÜR DIESEN EINEN AUGENBLICK, DER MIT NICHTS ZU VERGLEICHEN IST: Die Sektkorken knallen und du fühlst ganz tief in dir, dass du es geschafft hast. Du feierst, dass all das, wofür du ein Jahr lang gekämpft hast, dass alle Schmerzen, die du auf dich genommen hast, und alles, was du geopfert hast, nicht umsonst war. Es ist so unbeschreiblich: Du stehst da mit deinen Teamkameraden, die deine Familie sind, und über dir erstrahlt ein Feuerwerk am nachtschwarzen Himmel und Goldlametta wirbelt sacht durch die Luft.

Sport war für mich immer ein guter Weg, um meine Energie rauszulassen. Wenn ich nichts tue, bin ich nicht im Gleichgewicht. Ich habe mich schon immer für Sport – auch für Football – interessiert, nur war ich nie der Typ, der sich unbedingt einen Verein gesucht hätte. Früher spielte ich mit meinen Kumpels oft Basketball. Wenn ich mich ablenken wollte, nahm ich einfach einen Ball und ging ein paar Körbe werfen, im Fitnessstudio war ich nie. Doch dann lernte ich meinen Kumpel kennen. Zuerst waren wir immer nur zusammen feiern, aber schließlich wurde eine richtige Freundschaft daraus. Er war schon seit seinem dreizehnten Lebensjahr in dem Team und hatte dort bereits in der Jugendmannschaft trainiert. Irgendwann fragte er mich: »Willst du nicht auch mal zum Training kommen?« Ich hatte die körperlichen Voraussetzungen, um es zu versuchen: 1,92 Meter groß, zu dem Zeitpunkt 103 Kilogramm schwer, schnell, athletischer Körper und fit.

Ich wusste damals nicht allzu viel über diesen Sport. Der Sinn des American Football liegt, kurz gesagt, im Raumgewinn. Ziel ist es, den Ball so weit wie möglich in die gegnerische Hälfte zu bringen. Hierbei hat die angreifende Mannschaft grundsätzlich zwei Möglichkeiten: entweder den Ball nach vorn zu tragen oder ihn einem Mitspieler zuzuwerfen. Am Ende des Spielfeldes liegen die sogenannten Endzonen. Die angreifende Mannschaft muss versuchen, mit dem Ball dorthin zu kommen, Ziel der verteidigenden Mannschaft ist es, das Eindringen der Angreifer zu verhindern.

Anfangs war es ein bisschen komisch. Ich hatte mir die ganze Ausrüstung gekauft: den Helm und die charakteristischen Schulterpolster. Der ganze Kader besteht aus siebzig, achtzig Mann. Beim Training wurde ich der Runde kurz vorgestellt und dann ging es los. Das war schon gewöhnungsbedürftig – kein Unwohlsein, es war einfach nur ungewohnt mit dieser Ausrüstung. Aber es machte mir vom ersten Moment an Spaß und ich merkte, dass das wirklich eine Sache für mich ist!

In der Saison, bevor ich anfing, lernte ich den Headcoach kennen. Das ist sozusagen der Obertrainer, für die einzelnen Positionen gibt es dann noch die Positioncoaches. Leider wechselte er für die darauf folgende Saison ins Ausland zu einem anderen Team, da er dort ein besseres Angebot bekommen hatte. Für ihn war das eine Chance. Trotzdem war das schon irgendwie schade für mich, weil er immer viel Wert darauf legte, einem das Gefühl zu geben, dass man zur Familie gehört. Und je enger die Bindung zwischen Team und Trainer ist, desto eher setzt man die Anweisungen um. Er schrie einen zwar mal an, wenn man was falsch gemacht hatte, aber nicht, um nur rumzubrüllen, sondern, damit man es beim nächsten Mal besser machte. Außerdem konnte er so richtig mitreißende Reden halten und auch auf der menschlichen Ebene war er ein Vorbild, vor allem, was Respekt und Loyalität betraf. Als ich ihn zum ersten Mal traf, sagte er mir, dass er sich schon auf mich freute, und wünschte mir mir alles Gute und viel Erfolg. Das war kurz vor der Offseason, der Zeit zwischen zwei Spieljahren. Die verbrachte ich komplett im Kraftraum. Wir hatten vom Trainer einen speziellen Wochenplan bekommen – alles ganz professionell. Beim Trainieren merkte ich, wie sehr es hilft, wenn immer jemand dabei ist, der einen motiviert – so jemand wie mein Kumpel. Um über die eigenen Grenzen hinauszukommen, braucht man eine zweite Person, die einen unterstützt, sonst wird man nicht besser, weil man nie bis ans Ende gehen kann und damit seine eigenen körperlichen Grenzen nicht überwinden kann. Im

Kraftraum trainierte ich dann an einem Tag die Beine, und weil die Muskeln eine Entspannungsphase brauchen, am nächsten Tag den Oberkörper. Man lernt währenddessen schon viel über seinen Körper, sodass man am Ende weiß, wofür die Übungen wirklich gut sind. Die Muskeln sind ja nicht dafür da, dass man bulliger aussieht, sondern zum Beispiel auch, um die Knochen, Bänder und Gelenke zu schützen. Wenn man da nämlich einen Hit abbekommt und nicht gut trainiert ist, dann ist das Verletzungsrisiko um einiges höher. Dass es beim Football nur um Muskelmasse geht, ist ein dummes Vorurteil. Es ist mindestens genauso wichtig, dass man beweglich ist, selbst bei einem 140 Kilo schweren Spieler wird man nie sehen, dass er nicht ebenso flink und schnell wie ein anderer reagiert.

Genauso ist auch Taktik ein sehr wichtiger Faktor, nicht umsonst nennt man Football auch Rasenschach. Viele denken, wir sind alle nur große, stark aussehende Typen, die sich nur sinnlos aufeinanderschmeißen. Aber am Anfang der Saison ist erst mal Denksport angesagt: Jeder bekommt ein dickes Spielbuch, in dem die kompliziertesten Taktiken und Spielzüge aufgelistet sind, und die gilt es dann zu lernen und später beim Training umzusetzen. Ganz konkret sieht das so aus: Bei einem Kampf gegen ein anderes Team analysieren die Coaches die aufgenommenen Spiele des Gegners und stellen dann den gegnerbezogenen Spielplan aus dem Playbook zusammen.

Erst nach der Zeit im Kraftraum war ich körperlich bereit mitzumachen. Mir wurde die Aufgabe des Wide-Receivers zuteil. Das ist der Passempfänger, der in der Regel schnell sein sollte. Es ist meine Aufgabe, den Gegner bei einem Laufspielzug zu blocken und bei einem Passspielzug meine Route zu laufen und wenn der Ball kommt, ihn zu fangen. Innerhalb eines Jahres arbeitete ich mich von einem Back-up-Spieler – das ist jemand, der nicht zur Startaufstellung gehört – zum Starter hoch. Das ist schon, nun ja, nicht so gewöhnlich. Es ist nicht böse gemeint, aber manche trainieren mehrere Jahre und werden das Feld auch in Zukunft nicht sehen. Um spielen zu dürfen, muss man sich beim Training beweisen und konstant gute Leistungen bringen. Vor allem, wenn's ab März raus auf den Platz geht – da durften wir vor dem Training auch schon mal Schnee schaufeln. Von da ab dreht sich alles um Spielzüge, Offence und Defence. Man hat Videomeetings, in denen die Coaches mit den Spielern vergangene Szenen analysieren, und man erarbeitet Wege, wie man die Fehler der Gegner am besten ausnutzt, beziehungsweise wie man die eigenen abstellt. Die aus dem Playbook gelernten Spielzüge müssen verinnerlicht und unzählige Male wiederholt werden, schließlich muss man das alles auch im Ernstfall umsetzen können. Bei meiner Position ist es auch wichtig, dass man den Gegner so spät wie möglich erkennen lässt, ob es ein Lauf oder ein Pass wird. Jeder Start muss identisch aussehen.

Wenn man einen großen Gegner vor sich hat, der einen Namen besitzt und vielleicht sogar in der Nationalmannschaft spielt, dann geht man natürlich mit einem gewissen Respekt an das Spiel. Das sind dann ganz besondere Momente, Auge in Auge. Mitunter hat man aber auch Gegner, die mit »Trashtalk« anfangen, womit sie einfach nur versuchen, dich abzulenken und deine Konzentration zu stören, indem sie deine Mama beleidigen und so weiter. Gelegentlich sind die Sprüche echt daneben und werden ziemlich persönlich. Erlaubt ist das eigentlich nicht, aber die Schiedsrichter bekommen das meist gar nicht mit, da sie den gesamten Spielfluss im Auge behalten müssen. Ein paar probieren mit allen Mitteln, dich aggressiv und damit unkonzentriert zu machen. Ich antworte denen lieber mit meinen Leistungen und zeige ihnen so, was ich von ihnen halte.

Als ich zum ersten Mal aufgestellt wurde – gegen den Landesrekordmeister mit sieben Titeln –, war ich schon stolz und voller Adrenalin. Die haben ein geiles Stadion und die größte Fangemeinde im Land. Da ist Football eine Art Hauptsport. Es war wahnsinnig aufregend, vor allem, weil wir gewannen. In meiner ersten Saison wurden wir sogar Meister, in zwölf Spielen nur eine Niederlage. Mit inzwischen sechs Titeln sind wir dem Rekordmeister dicht auf den Fersen und wir sind der Verein, der am längsten in der Liga ist. Die Feier damals war richtig fett. Kabinenparty! Sektkorken, Feuerwerk, Goldlametta. Gleich im ersten Jahr Meister zu werden war schon großartig, obwohl ich noch nicht erlebt hatte, wie es ist, als Verlierer dazustehen. Als wir im darauffolgenden Jahr Eurobowl-Meister wurden, wusste ich das noch mehr zu schätzen. Wenn man die Niederlage kennt, kann man das Gewinnen viel mehr genießen.

Der Sport hat mir unglaublich viel gegeben, er macht mich innerlich stärker. Man hat dieses unvergleichliche Erfolgserlebnis und findet viele neue Freunde. Auch privat mache ich viel mit meinen Teamkollegen. Aber natürlich gibt es auch immer Seiten, die nicht so gut sind. Beispielsweise verfolgt mich ein ziemliches Verletzungspech: Gleich in meiner ersten Saison im Wintercamp fiel mir ein Mitspieler aufs Knie. Innenbandanriss – damit ist das Knie instabil. Je nachdem, wie dein Körper mitmacht und du dich selbst verhältst, heilt das auch wieder. Aber wenn du nicht trainierst, bauen sich die Muskeln sehr schnell wieder ab. Wenn man also verletzungsbedingt einen Bereich nicht belasten darf, dann kann man trotzdem nicht einfach die komplette Arbeit einstellen. Ich war während meiner Zwangspause oft beim Training und sah einfach nur zu, ich wollte schließlich bei den Jungs, bei meiner Familie sein. Als Nächstes renkte ich mir dann meinen kleinen Finger aus. Ich hatte ein Spiel und es war alles okay, es ging mir gut. Erst als ich dann in der Umkleide meinen Handschuh auszog, sah ich, dass mein Finger sehr merkwürdig aussah … Er wurde im Krankenhaus eingerenkt, doch trotz Schiene blieb er ein wenig krumm. Im Eurobowl-Halbfinale hatte ich einen echt guten Spielstart. Ich hatte im ersten Spielzug unserer Offence einen Sechzig-Yard-Touchdown. Als ich einige Minuten später meinen zweiten langen Ball fing, tackelte mich der Gegner, einfacher gesagt: Er hielt mich auf, indem er mich rammte. Genau im Rippenbeckenbereich traf er mich. Ich blieb vor Schmerzen liegen und konnte kaum atmen. Der Trainer stützte mich, als ich vom Feld humpelte. An der Seitenlinie versuchte ich dann, wieder fit zu werden, wenigstens für die zweite Halbzeit. Aber es half nichts, ich musste ins Krankenhaus gebracht werden. Dort wurde festgestellt, dass ich ein geprelltes Becken, fünf geprellte Rippen und eine gebrochene hatte. Mein erster Gedanke war wirklich nicht: »Was fehlt mir?«, sondern: »Mist, jetzt bin ich raus und kann nicht weitermachen.« Der Arzt sagte mir gleich, dass es in der Regel drei bis vier Wochen dauert, bis das verheilt ist, aber enorme Schmerzen habe man noch länger. Nachdem es offiziell verheilt war, ging ich trotz Schmerzen wieder trainieren. Noch heute habe ich blaue Flecken. Wenig später renkte ich mir den kleinen Finger erneut aus. Damit ging ich aber nicht zum Arzt, sondern renkte ihn einfach selbst wieder ein, weil es während der Spielwoche passiert war und ich gerade erst zwei Wochen wegen der Rippenverletzungen hatte aussetzen müssen und meine Mannschaft mich brauchte. Da nimmt man die Schmerzen schon mal in Kauf.

Der Zeitaufwand für dieses Hobby ist sehr groß, viermal pro Woche Kraftraum und dazu noch drei Abende für eine Stunde Videomeeting und zwei Stunden normales Training. Und das, obwohl ja alle Spieler berufstätig sind, vom Polizisten und Architekten bis hin zum Bauarbeiter ist alles dabei. Ich muss schon oft auf Treffen mit Kumpels verzichten, aber auf jeden Fall sind sie, genau wie meine Eltern, stolz auf mich und darauf, dass ich mich so gut gemacht habe. Sie freuen sich, dass ich etwas gefunden habe, das mir Spaß macht und das ich auch durchziehe. Früher habe ich immer Sachen angefangen und schnell die Lust verloren. Football hat für mich einen sehr großen Suchtfaktor, ich brauche das, um ausgeglichen zu sein.

Bevor ich mit dem Training begann, hatte ich mich nach der Arbeit meistens nur zu Hause vor den PC gesetzt und mich am Wochenende mit meinen Kumpels getroffen. Jetzt fließt viel Zeit in den Sport. Man muss wirklich hundertprozentig dabei sein. Bist du unachtsam, dann versaust du den ganzen Spielzug und damit allen das Spiel. Machst du zu viele Fehler, dann kann es auch sein, dass der Coach dich vom Feld nimmt. Wenn ich also am Vorabend eines Spiels auf eine Party gehe, kann ich die Leistung im Spiel nicht bringen. Es ist gut, wenn die Spiele auf einen Samstag fallen, weil ich dann abends mit meinen Kumpels noch etwas unternehmen kann. Manchmal tut es mir leid, dass ich am Wochenende keinen mit meinen Freunden draufmachen kann. Zeitmanagement ist das A und O. Manche im Verein sagen das Training hier und da mal ab, um zu lernen, aber wenn man mit dem Lernen rechtzeitig anfängt, muss man das nicht. Gerade während meiner Ausbildung war das schon manchmal sehr stressig, aber es machte mich auf jeden Fall disziplinierter. Vielleicht auch moralischer. Obwohl ich von Grund auf den Menschen gegenüber, die mir am Herzen liegen, sehr loyal bin. Meinem Dad sind Treue und Zusammenhalt sehr wichtig.

Wenn es um das Private geht, bin ich eigentlich sehr zufrieden mit mir und damit, wie es gerade läuft: Ich bin in einer frischen, glücklichen Beziehung und sehr froh über meine hübsche Freundin. Wir versuchen relativ oft, etwas miteinander zu machen. Durch sie habe ich mein neues Lieblingsrestaurant kennengelernt, wo wir mindestens einmal im Monat essen müssen, weil wir süchtig sind. Ich hoffe weiterhin auf eine schöne Zeit mit ihr – wer weiß, wie es sich entwickelt.

Mal abgesehen davon, dass ich mir eine Familie wünsche, habe ich auch den Plan, eventuell ein College in den Staaten zu besuchen. Um das zu schaffen, braucht man ziemlich gute Kontakte. Ich bleibe realistisch, versuche aber, darauf hinzuarbeiten. Ich hoffe, dass ein Team Interesse an mir zeigt, weil die ganze Sache damit losgehen würde. Aufgrund meines Alters müsste ich es innerhalb der nächsten zwei Jahre geschafft haben, auf ein College zu kommen. Mein aktuelles Ziel ist es, meine Statistiken zu verbessern, mein Bestes zu geben und Videomaterial zu sammeln, mit dem ich mich dann einem College vorstellen kann. Vielleicht bekomme ich ja die Chance. Aber da wir ja im Hier und Jetzt leben, mach ich mir darüber keine Gedanken und lasse alles auf mich zukommen.

JULI, 17 JAHRE

Vom Warten auf einen schönen Mann

»Jungen wissen zwar, dass sie gut aussehen sollten, aber das ist ihnen trotzdem oft egal. Die hoffen eher, dass Mädchen mehr auf den Charakter stehen.«

WAS MICH ANZIEHT, SIND INTERESSANTE GESICHTER. Markant, aber hübsch. Bei Männern sind es vor allem die leicht schnöseligen und ein bisschen unnahbaren Züge, für die ich mich begeistere. Dieser überheblich wirkende Schwung der Lippen, die hochgezogenen Augenbrauen und eine aristokratische Stirn. In Filmen gefallen mir auch immer die Bösen, zum Beispiel in *Harry Potter* Tom Felton alias Draco Malfoy oder sein Vater Lucius. Vor allem die auffälligen Wangenknochen und dieser selbstsichere Blick sind genial! So der Bubentyp mit Sommersprossen reizt mich dagegen gar nicht. Auch kleine Männer finde ich weniger spannend, weil ich selbst 1,75 Meter groß bin und dazu noch supergern hohe Schuhe trage.

Bei meiner Größe muss ich aufpassen, nicht trampelig zu wirken. Weil ich viel Sport mache, bleibe ich schlank. Ich rudere und mache Krafttraining, mindestens zweimal die Woche, so, dass es auch ein bisschen wehtut. Danach kann ich den Rest der Woche beruhigt genießen. Für Diäten bin ich überhaupt nicht zu haben, dafür esse ich echt viel zu gern! Ohne Sport würde ich deshalb ein schlechtes Gewissen haben. Aber so weiß ich: Du hast jetzt alles Mögliche dafür getan, dass du gut aussiehst, und dann geht das schon! Auch wenn das Gesicht ausschlaggebend ist, ein trainierter Körper ist doch immer schöner. Und dass man dünn ist und auch was dafür tut, wird ja vorausgesetzt.

Für einige Bereiche ist es sogar wichtig, dass das Gesicht keine herausstechenden Merkmale aufweist, da muss ich immer an Popsängerinnen wie Britney Spears denken. Wenn man keine Projektions- und Identifikationsfläche bieten kann, erfüllt man nicht die Ansprüche der Masse. Wenn es um Attraktivität geht, finde ich die Haare sehr wichtig. Meine sind momentan schulterlang und in einem natürlichen Blondton gefärbt. Ich mag mich. Ich habe eine sehr schmale Taille, dafür aber schon vom Knochenbau her ein ziemlich breites Becken. Manchmal hätte ich lieber schmalere Hüften, aber solange ich in eine 38 passe, ist das okay. Ich liebe

High-Waist-Sachen und habe viele Röcke und Hosen, die die Taille betonen. Mal abgesehen davon trage ich überhaupt gern farbige Röcke und Kleider mit schönen Strümpfen. Meine letzte Errungenschaft und gleichzeitig das meiner Meinung nach schönste Stück, das ich besitze, ist ein anthrazitfarbenes, trägerloses Etuikleid, das sehr eng sitzt und große, rosa-beige Tupfer auf dem gerafften Stoff hat. Gekauft habe ich es mir für die Jugendweihe meines Bruders. Da tragen dann auch wieder jede Menge Jungs Anzug.

Mit dem Kleiderstil von Jungs ist das auch so eine Sache: Wenn ein Mann schlank ist, dann ist ein schmal geschnittener Anzug das Beste, was er tragen kann! Aber vielen stehen auch coole T-Shirts. Der Style spielt für mich eine große Rolle. Der Junge, der mir gefallen will, sollte schon nach was aussehen. Wenn das, was er trägt, so gar nicht mein Geschmack ist, wird es echt schwierig. Und auf Schuhe schaue ich auch immer. Stoffschuhe wie die von Lions oder teilweise auch Lederschuhe gefallen mir. Aber dafür muss man auch der Typ sein! Wenn's um das unter den Klamotten geht, finde ich Muskelprotze überhaupt nicht schön, aber ein schmaler, ordentlich durchtrainierter Körper muss schon sein. Und ich achte auch auf maskuline starke schöne Hände.

Leider hat sich bei mir noch nie was mit jemandem ergeben, bei dem die Chemie und das Aussehen stimmten. Das liegt an zwei Dingen: Zum einen stehen Jungs in meinem Alter nicht so auf meinen Typ, die mögen kleine, babyäugige, am besten blonde Mädchen – das letzte Kriterium erfülle ich ja sogar. Und zum anderen stehe ich nicht so auf Jungen in meinem Alter. Es gab noch nie jemanden, mit dem ich mir was vorstellen konnte. Wenn, dann schwärmte ich bisher immer für Ältere. Ein paar Klassen über mir war da zum Beispiel mal einer: Er war groß, hatte dunkle Haare und dunkelbraune Augen. Interessanterweise fanden ihn die anderen Mädchen zwar auch ganz gut, aber für sie war er nicht so der Oberburner wie für mich. Dabei sah er in meinen Augen unglaublich heiß aus! Ich weiß auch gar nicht, woher das kam.

Momentan bin ich noch bereit, auf einen schönen Mann zu warten. Wenn ich einen treffen würde, den ich heiß und interessant fände, mit dem aber auf absehbare Zeit nichts laufen würde, würde ich ihn trotzdem einem anderen vorziehen, der sofort zu haben wäre, der mir aber nicht gefällt. Lieber habe ich weiterhin keinen Freund und warte auf den, der so aussieht, wie ich es mir wünsche!

Dass es mit den Jungen, von denen ich mir was erhofft hatte, nie klappte, ist auf jeden Fall schade. Deswegen fällt bei mir auch die männliche Bestätigung, dass ich gut aussehe, irgendwie komplett weg. Ich muss mir das immer selbst sagen! Aber das auch mal von einem Jungen versichert zu bekommen wäre schon toll. Es geht mir auch gar nicht so sehr darum, dass ich einen Freund brauche, sondern mehr darum, dass man so viele Sachen miteinander machen könnte. Und ich will einfach wissen, wie das so ist, wenn mir auch mal ein Junge sagt, dass ich geil bin. Und wenn er dann auch noch schön wäre, würde das viel Spannendes mit sich bringen. Partiell bin ich schon romantisch, ich habe deswegen auch etwas Angst, meine Traumvorstellungen zu verlieren. Diese Sissi-Vorstellung, den Franz seiner Träume zu finden und ihn ewig zu lieben. Denn im Laufe der Zeit kommt sie mir immer unrealistischer vor. Letztendlich läuft die große Liebe dann doch auf Scheidung hinaus. Ich denke, da sind wir alle ziemlich desillusioniert, schon durch die Medien. Wegen denen existieren auch keine Riesengeheimnisse zwischen den Geschlechtern mehr. Gerade wenn's ums Aussehen geht, gibt es nicht mehr so große Irrtümer bezüglich dessen, was Mädchen von Jungen und Jungen von Mädchen wollen. Jungen wissen zwar, dass sie gut aussehen sollten, aber das ist ihnen trotzdem oft egal. Die hoffen eher, dass Mädchen mehr auf den Charakter stehen.

Meine engeren Freunde und Freundinnen sind alle Paare und dann stellen sie natürlich die Freundschaft hintenan. Kürzlich machte ich eine Hausparty bei mir und ich hatte ständig das Gefühl, dass das für die anderen nur ein Kuschelabend war. Ob ich auch der Beziehungstyp bin, weiß ich gar nicht. Aber das wäre einfach mal was Neues. Und für mich selbst wäre es auch ganz gut, wenn alle mal sagen würden, dass ich einen Heißen am Start habe, der im Bestfall noch supernett ist. Es gibt ziemlich viele Jungen, von denen ich denke: Boah, sind die heiß! Und wenn da was gehen würde, könnte ich später sagen: »Oh, mit dem und dem hatte ich mal was.« Das würde mein Selbstbewusstsein schon pushen. Die Jungen, mit denen ich bis jetzt rumgemacht habe, waren alle eher mittelmäßig. So Typen halt, von denen man schon selbst weiß, dass die zwar nicht peinlich sind, aber auch nicht der Renner und bei denen man es sich länger überlegt, ob man sie irgendwem vorstellt ... Aber jemanden zu finden ist schwierig. Ich wohne auf dem Dorf und es ist beinahe unmöglich, nachts von den größeren Städten aus nach Hause zu kommen. Da hat man dann nur noch die Schule. Und da gehen einem auch bald die Jungen aus. Von denen aus meiner Klasse weiß ich, dass sie mich zwar nicht potthässlich finden, dass ich aber auch nicht das Mädchen ihrer Träume bin. Und mir geht's genauso, sie sind auch nicht das, was ich will. Man sollte sich da auch nichts vormachen. Das ist ebenso blöd, wie Komplimente auszusprechen, die nicht ernst gemeint sind.

Ich selbst verteile gern Komplimente. Wenn mir was gefällt, dann sage ich das auch, zum Beispiel, wenn eine Freundin einen hübschen neuen Ring hat. Mich nervt es allerdings, wenn mir Freundinnen sagen, dass das, was ich anhabe, nicht zusammenpasst. Ich höre mir das nicht gern an, das regt mich einfach auf. Manchmal bemerke ich meine kleinen Stilbrüche auch selbst. Ich hätte auch lieber einen Kleiderschrank, in dem alles mit allem kombinierbar ist. Aber es ist nicht so und ich trage nun mal gern Farben und die beißen sich dann halt manchmal.

Im Grunde habe ich schon das Ziel, mich mit meinen Klamotten auszudrücken. Ich kann extrem schüchtern sein und muss erst Vertrauen fassen, aber dann rede ich viel und gern und werde auch sonst leidenschaftlich. Die Klamotten, die ich trage, wechseln auch. Ich würde nicht sagen, dass ich mich mit all meinen

Sachen identifizieren kann. Dabei gehe ich gern shoppen, aber ich brauche immer ewig, um was zu finden. Und für vieles, was ich gern hätte, fehlt mir das Geld. Ich habe aber auch einige Sachen, die mir irgendwann mal gefallen haben oder die ich aus irgendeinem Grund gekauft habe und die immer noch okay sind, von denen ich aber nicht unbedingt behaupten würde, dass sie zu mir passen. Es kommt eben immer auf den Tag an. Manchmal sehe ich wirklich total super aus, weil ich das Bestmögliche aus mir rausgeholt habe, dann weiß ich auch, dass mein Outfit und mein Make-up heute besonders schön geworden sind.

Auf der Straße fallen mir Leute auf, die gut angezogen oder schön sind, aber wenn jemand schlecht aussieht, ist mir das relativ egal, ich bemerke das gar nicht. Und dann gibt es ja teilweise total bizarre Trends in der Modewelt, wie zum Beispiel Open Toe Boots, die irgendwie keinem gefallen und deswegen auch ganz schnell wieder verschwinden. Wenn man sich für Mode interessiert und gern die *Grazia*, die *Vogue* oder den *Stern* (die haben eine super Fashion-Beilage und überhaupt kein Klatschzeitschriftenimage) liest, kommt von anderen natürlich oft die Frage, inwiefern der eigene Style von den Medien beeinflusst wird. Ich kann das gar nicht eindeutig beantworten. Ich kaufe mir ja nicht alles, was vorgestellt wird. Außerdem lese ich meistens die Zeitschriften, in denen mir die Grundlinie der Sachen, die vorgestellt werden, gefällt.

Wenn es um Fashion geht, ist Selbstbewusstsein oberstes Gebot. Man muss ausstrahlen, dass man mit sich und dem, was man präsentiert, zufrieden ist, egal, woher dieses Selbstbewusstsein rührt. Wenn ich Model wäre und man Nacktfotos von mir machen wollte, würde ich trotzdem sagen: »Nein, das geht gegen meine Moralvorstellungen.« Man sollte seine Meinung immer sagen, immer offen sein. Das macht attraktiv.

Wenn ich so überlege, was mir im Leben am wichtigsten ist – neben so Standardsachen wie Familie –, dann würde mir immer einfallen: Kerle und Klamotten, auf einer Wichtigkeitsstufe.

SASCHA, 22 JAHRE

Topmodelfrauen sind innerlich VW Golfs

»Wenn ich meinen inneren Schweinehund, der mich daran hindert, mich öfter zu bewegen, nun mal nicht bekämpfen kann, dann muss ich halt damit leben, dass ich 'ne Kugel vor mir herschiebe.«

EIN AUTO IST DANN SCHÖN, WENN ES EIN TOLLES DESIGN HAT. Viele Hersteller arbeiten ja, ähnlich wie in der Modewelt, mit bedeutenden Designern zusammen: Pininfarina oder Bertone, der erste Golf wurde von Giorgio Giugiaro entworfen. Eine wirkliche Schönheitskönigin ist der Porsche 911, den es seit mittlerweile vierzig Jahren gibt. Ansonsten stehe ich aber eher auf verrückte Autos, wie zum Beispiel den VW Fridolin, ein im Grunde absolut unförmiges Gefährt, das Volkswagen damals für die Post produzierte. Sehr nutzerorientiert und individuell – das macht für mich Schönheit aus. Es gibt auch Autos, die außerhalb der finanziellen Möglichkeiten von so ziemlich jedem liegen, aber eigentlich überhaupt nicht schön sind. Ferrari ist da ein sehr gutes Beispiel. Die sind sehr radikal gezeichnet, vergleichbar mit einem exzentrischen, sehr engen Cocktailkleid – fast schon obszön eng –, das man nur einmal im Jahr tragen kann. Zu viel Dekadenz ist nicht schön!

Ich will unbedingt Autoverkäufer werden, weil Autos das so ziemlich einzige Konsumgut sind, für das ich Leidenschaft empfinde. Na ja, Frauen verkaufen is' nicht und für Uhren bin ich zu blöd. Momentan sitze ich aber auch eher auf der anderen Seite des Schreibtisches. Ich bin zwar gelernter Bankkaufmann, aber irgendwie in den Job des Personaldisponenten gerutscht. Das heißt: Ich werde von Kunden beauftragt, Stellen auszuschreiben und Vorstellungsgespräche zu führen, um ihnen am Ende den bestmöglichen Kandidaten für die zu besetzende Position zu präsentieren. Die Bewerber sind, grob gesehen, alle herausgeputzt, wirklich ungepflegte Totalausfälle sind eher selten. Deshalb lernt man, auf die Kleinigkeiten zu achten. Sind die Schuhe sauber? Wie ist der Krawattenknoten gebunden? Was für Socken trägt das Gegenüber? Und dann werden manchmal noch Facebook und Google zurate gezogen. Meistens sind es wirklich Details, die den Ausschlag geben. Auf Noten lege ich hingegen keinen so großen Wert, weil ich in der Schule auch nicht immer so die Leuchte war. Klar richtet sich meine Entscheidung auch immer nach Sympathie und nach äußeren Werten: Das beste Paket gewinnt. Meine Kunden wollen ja auch, dass ich ihren Wünschen entspreche. Den Bewerbern, die nicht genommen werden, sage ich immer ganz direkt, was mich gestört hat, und das sind oftmals Äußerlichkeiten. Wenn man sich als Bankkaufmann bewirbt und im T-Shirt und mit Turnschuhen ankommt, dann geht das einfach nicht. Ich bin für Ehrlichkeit, aus Feedback kann man viel lernen! Obwohl ich so oberflächliche Kriterien ansetze, funktionieren diese in den allermeisten Fällen sehr gut, wie mir meine Kunden bestätigen. Mit der Zeit wird das eigene Urteil auch immer sicherer, weil man seine Menschenkenntnis ständig trainiert. Dabei gibt es keine Faustregeln. Nicht jeder, der mit Gucci-Tasche kommt, muss stinkreich oder ein armer Prahler sein. Auch wenn man häufig schon vom Äußeren auf das Innere schließen kann, hängt doch viel von der Intuition ab!

Manchmal versauen es sich die Bewerber aber auch selbst. Einmal suchte ich einen Verkäufer für ein Modegeschäft. Als ich einen Kandidaten dann unter der von ihm angegebenen Telefonnummer anrief, war eine Frau von der JVA Stadelheim dran; der Bewerber hatte schlichtweg die Nummer seiner Mutter angegeben.

Ich schaue gern darauf, was die Leute fahren. Das ist absolut irre: So wie dein Auto ist, so bist auch du! Zum Beispiel Golffahrer (am besten ein silberner VW Golf mit Standardausstattung): Wer so ein massentaugliches Auto fährt, denkt auch massentauglich, was für manche Jobs gerade richtig ist. Wenn ich einen braven Sachbearbeiter suche und da kommt jemand mit einem uralten italienischen Sportwagen an, dann stimmt mit dem was nicht. Um so ein Auto zu fahren, braucht es eine Spur Wahnsinn, die ein Sachbearbeiter nicht unbedingt besitzen sollte. Es muss alles zum jeweiligen Job passen. Attraktivität ist sicher ein Vorteil, aber wenn man jemanden fürs Callcenter sucht, nutzt einem ein Adonis nichts.

Ich werde in meinem Beruf also viel von optischen Reizen gesteuert. Da ist es ja auch klar, dass eine knapp bekleidete Frau, die einem schöne Augen macht, oftmals bessere Chancen hat als eine weniger adrette. Das ist doch eigentlich immer so. Aber als Bewerberin geht man mit einem verführerischen Outfit auch auf Risiko, denn man weiß ja nicht, wer am Ende das Gespräch führt. Wenn eine Bewerberin aufgehübscht anstolziert und einem männerhassenden Ökovamp begegnet, dann hat sie Pech gehabt!

Die Reaktion der Umwelt auf Kleidung ist sehr interessant. Ich ging mal nach einem langen Arbeitstag in den Backstage-Club, als ich noch im Anzug steckte. Dort tummeln sich vor allem alternative Leute, bei denen die Funktionalität der Klamotten im Vordergrund steht. Ich passte da also gar nicht rein und wurde auch dementsprechend angesehen. Sogar das Personal hatte keinen guten Draht zu mir, es war so, als wenn ich mit Straßenkleidern in einen Edelclub gewollt hätte. Das Besondere am berühmtesten Münchner C-Promi-Club, dem P1, ist übrigens, wie sich die Leute dort inszenzieren. Es gibt die in den teuren Klamotten – mit Geld. Und die, die einen Monat sparen, um dann die Sau rauszulassen, um alles zu verprassen und das Leben zu genießen. Das ist nicht mein Fall! Ich kann aber trotzdem nachvollziehen, warum man ein paar Stunden im Monat zur High Society gehören will. Tja, und dann gibt es noch die, die überhaupt kein Geld haben, aber trotzdem in Klamotten investieren, die das nicht verraten, und hoffen, jemandem zu begegnen, der Geld hat. Interessanterweise treffen so gut wie immer die, die kein Geld haben, auf die, die einmal im Monat so tun, als hätten sie Geld. So fette Statussymbole wie ein goldenes Handy oder eine 3.000-Euro-Handtasche begeistern mich nicht, mir imponieren eher klassische Sachen wie eine schöne Krawattennadel.

Wenn es um die Frage nach Schönheit geht, finde ich sehr interessant, was da Vinci mit seiner Proportionsstudie ausgesagt hat: Ihm zufolge ist ein Gesicht dann ästhetisch, wenn die drei

Drittel – vom Kinn bis zu den Nasenlöchern, von der Nase bis zur Mitte der Augenbrauen und von da bis zum Haaransatz – gleich groß sind. Proportionalität bedingt Ästhetik. Aber ich würde es so ein bisschen trennen: Attraktivität ist was Allgemeineres, eine Eigenschaft – und Schönheit ist eine Einschätzung. Aber ab wann jemand schön oder attraktiv ist, das ist ein sehr fließender Prozess. Erotik ist für mich derweil das erste Anzeichen für die Bereitschaft zu sexuellen Handlungen, es muss allerdings nicht dazu kommen. Es könnte keine erotische Atmosphäre zwischen mir und einer anderen Person entstehen, wenn ich sie nicht schön fände – das spielt sich ja ganz stark im Kopf ab. Wenn jemand ungepflegt, unrasiert und hässlich ist, dann geht da nix. Mit 16 büxte ich während einer Schulfahrt nach Berlin mal mit ein paar Kumpels aus und landete in einem Swingerclub. Als wir den Vorhang zur Seite geschoben hatten, sahen wir spärlich bekleidete Frauen und peinlich bekleidete Männer. Da konnte man nicht mehr von Erotik sprechen, das war eher eine Schocktherapie.

Weil ich mich noch nie für Sport begeistern konnte, habe ich ein bisschen Speck angesetzt, ich bin halt kein Fünfzig-Kilo-Männchen. Die Ursache: mangelnde Bewegung, falsche Ernährung. Aber ich bin gesund, habe keinerlei Gebrechen, von der Kondition her bin ich eher fit, kann bei Umzügen helfen und würde vielleicht sogar im Sport gut mithalten können, wenn sich meine Motivation nicht so sehr in Grenzen halten würde. Das war auch noch nie wirklich anders. Mein Selbstwertgefühl hat nie darunter gelitten. Auch wenn ich mir in Männerrunden schon mal wie der Dickste vorkam. Wenn ich meinen inneren Schweinehund, der mich daran hindert, mich öfter zu bewegen, nun mal nicht bekämpfen kann, dann muss ich halt damit leben, dass ich ’ne Kugel vor mir herschiebe.

Nur eine »Sportart« habe ich mal eingehender betrieben. Sie heißt Gaming und es geht im Wesentlichen darum, wie viele Mädchen man rumkriegt – egal, wie man aussieht! Es ist schon krass, wenn man mitten in der Innenstadt irgendwelche fremden Frauen anspricht, aber noch krasser ist es, wenn es funktioniert. Und es hat oft funktioniert. Es ist ziemlich schwierig, das Gaming wieder aus dem Kopf herauszubekommen. Dahinter steht eine riesige Internetgemeinschaft und einige Leute machen mit Vorträgen darüber richtig Geld.

Frauen, die ich anspreche, müssen ungefähr in meinem Alter sein, nicht zu jung. Meine aktuelle Freundin ist 27, ich mag das eigentlich ganz gern, weil sie einfach reifer ist. Ich entspreche mit 22 vielleicht auch nicht mehr ganz dem Schema Gleichaltriger: Ich gehe nicht mehr so oft weg und interessiere mich für Politik und Geschichte. Deshalb komme ich besser mit Älteren zurecht. Ansonsten darf eine Frau für mich nicht zu korpulent sein und auch ihre Klamotten sind mir wichtig. Ich würde niemals mit einer ausgehen, die Jogginghosen trägt, das ist für mich ein No-Go. Ich mag es, wenn sich Frauen schminken, allerdings eher dezent – ich finde es nicht schön, wenn sie unter drei Kilo Make-up verschwinden. Für mich ist es wichtig, dass nichts schlabbert oder nach Hartz IV aussieht, dass man sich ein bisschen Gedanken um sein Äußeres macht. Bitte keine Schuppen oder grauen Haare! Und Palästinensertücher finde ich auch ganz furchtbar! Oder diese neue Mode mit den Mützen, die aussehen wie selbstgemacht, aber aus industrieller Fertigung stammen – grausam!

Mode ist immer eine Gratwanderung, weil sie das Ich nach außen transportiert. Kleider machen Leute – der Spruch ist wahr. Ich begehe gern kleine Stilbrüche: Ich besitze weiße Slipper und trage gern Cordhosen. Manchmal aus der Rolle zu fallen, finde ich ganz angenehm. Außerdem mag ich Polos. Im Polohemd ist man nie underdressed, im äußersten Notfall kann man ein Jackett darüber werfen, dann passt es auch für offizielle Anlässe. Die Vielseitigkeit von Polos hat mich schon immer überzeugt. Und ich liebe Anzüge. Beruflich muss ich sie sowieso tragen und gerade für jemanden, der ein paar Pfunde zu viel hat, ist der Anzug eine gute Möglichkeit, das zu kaschieren. Außerdem wird man als Anzugträger sehr oft zuvorkommender behandelt. Und auch aus praktischen Gründen mag ich diese Kleidung: Es gibt so viele Stoffe, so viele Kombinationen, sodass man sich darin immer wohlfühlen kann. Neben sechs Anzügen besitze ich auch noch einen Smoking, der hat meines Erachtens immer Klasse, man kann damit Stil vermitteln. Anzüge kann man auch individuell gestalten. Ich liebe zum Beispiel Einstecktücher! Wirklich schade, dass sie fast ausgestorben sind.

Gerade was Kleidung und Style betrifft, ist unsere westliche Kultur vom Kapital geprägt. In anderen Ländern wie Afghanistan ist das Interesse an Kleidung viel geringer, schon allein, weil es strenge Vorschriften gibt, wie dass die Frauen Burkas tragen müssen. In Indien malen sie sich einen Punkt auf die Stirn und laufen im Sari rum, dessen Marke keine Rolle spielt – man hat andere Sorgen. Bei uns gibt's solche traditionellen Kleidungsstücke nicht mehr. Zwar steigt man zum Oktoberfest ganz gern in die Lederhose und trinkt dem Japaner, der denkt, jeder Deutsche sei so gekleidet, seine Maß weg. Aber würde sich unsere Welt nicht ständig weiterentwickeln, dann würden wir wahrscheinlich nach wie vor in Kutschen umherfahren.

Der ideale Mann sieht so aus wie George Clooney, ist einfach ein klassischer Mann von Welt, so in der James-Bond-Richtung wie Roger Moore und Sean Connery. Für geschminkte Männer kann ich mich gar nicht erwärmen. Ich habe selten jemanden getroffen, bei dem das gut aussah, ich finde es einfach nicht ästhetisch. Als die Idealfrau fällt mir zuerst Cameron Diaz ein. Ich mag Charaktergesichter, trotz da Vincis Lehre. Auch Heike Makatsch und Annette Frier sind toll – so natürlich, sehr weiblich und weich. Ich brauche keine Trophäenfrau: Die meisten, die aussehen wie Topmodels, sind innerlich VW Golfs, zwanzig Jahre alt mit 300.000 Kilometern auf der Uhr. Ich habe mal ein Mädchen übers Internet kennengelernt und mich aufgrund von Äußerlichkeiten für es interessiert. Es war 17 und hatte die Maße 90-60-90, aber in seinem Kopf war nicht viel los. Seine erotische Ausstrahlung konnte das nicht verschleiern.

Vieles läuft über Reflexe ab, weil wir über Signale unserer Umwelt geleitet werden, so wie jedes Lebewesen. Und unsere Umwelt besteht nun mal aus Oberflächen. Wenn die Ampel rot ist, dann ist sie rot und das bedeutet etwas. Deswegen würde ich unsere Fixierung auf Oberflächen nicht grundsätzlich negativ bewerten, man sollte sich aber auch nicht nur auf das verlassen, was man sieht.

ANOUK, 15 JAHRE

Man kann jeden Tag eine andere Person sein

»Wenn man es geschafft hat, sich von falschen Idealen zu trennen, und sagen kann: ›Ich bin einfach so und ich habe es nicht in der Hand, mich zu ändern!‹, dann ist man zufriedener und freier.«

DAS INTERESSANTE AN DER KUNST IST, DASS SIE NICHT AUF DIE DARSTELLUNG MAKELLOSER SCHÖNHEIT ANGEWIESEN IST. Im echten Leben geht eine Monobraue gar nicht, aber im Werk von Frida Kahlo wirkt sie sehr ästhetisch. Neben ihr liebe ich auch Künstler wie Picasso oder Edvard Munch, dessen Bild *Der Schrei* hat mich immer sehr fasziniert, weil darin alles verschwimmt, die Schönheit der Landschaft mit dem Entsetzen der Gestalt. Auch der Fotograf Eugenio Recuenco bedient sich der krassen Gegensätze von Erschreckendem und Schönem. In der Fotografie schätze ich Annie Leibovitz sehr. Ihre Fotografien sind so märchenhaft bunt und perfekt. Ähnlich wie sie inszeniert auch Tim Walker immer wahnsinnig tolle Geschichten. Auch Richard Avedon ist großartig. Er zeigt den Charakter über die Oberfläche, das ehrlichste Innerste, er blickt tief in die Seele der Leute, die er porträtiert. Ich hätte ziemlichen Respekt, wenn er mich fotografieren würde. Wie würde er mich inszenieren und was würde dann zum Vorschein kommen? Vielleicht würde ich mich erschrecken, wenn ich sehen würde, wie er mich sieht. Er schafft es irgendwie, sein Modell die Gegenwart der Kamera vergessen zu lassen. Wenn man merkt, dass man fotografiert wird, konzentriert man sich darauf. Das geht mir ja auch so. Ich versuche, das spätere Bild zu beeinflussen, ich will ein bestimmtes Gefühl vermitteln. Deshalb bemühe ich mich, mit Blicken und Bewegungen eine Aura zu erzeugen, bin sehr kontrolliert und deswegen nicht mehr vollkommen frei. Aber wenn ich den Fotografen überhaupt nicht bemerken würde, wäre das Bild vielleicht echter. Wahrscheinlich würde ich im ersten Moment sagen, dass ich scheiße darauf aussehe, aber andere fänden vielleicht, dass das Foto interessant ist. Mein absolutes Lieblingsbild von mir hat eine Freundin gemacht. Ich stehe an einer Wand, das Top rutscht leicht von einer Schulter und der Blick geht zurück. Ich mag meine Ausstrahlung auf diesem Bild. Ich fotografiere meine Freundinnen sehr oft. Es reizt mich gar nicht so, mit gebuchten Models zu arbeiten, viel aufregender finde ich es, die Entwicklung meiner Freundinnen zu verfolgen. Ich umgebe mich gern mit schönen Menschen. In Maßen finde ich auch eine gewisse Oberflächlichkeit gar nicht so negativ. Man achtet eben auf das Gesamtpaket und der Stil eines Menschen kann viel über seinen Charakter aussagen. Besonders ästhetisch finde ich Frauen. Die schönsten sind für mich Natalie Portman, Audrey Tautou und Keira Knightley. Ich liebe den Film *Stolz und Vorurteil*: starke Frauen, die eine elegante Zerbrechlichkeit ausstrahlen – wenn ich die Bilder für meinen Blog mache, versuche ich auch immer, diesen Effekt zu erzielen.

Aber natürlich gibt es auch Männer, die ich attraktiv finde: Johnny Depp in *Cry Baby* oder Colin Firth, der zwar nicht klassisch schön ist, aber durch seine Körpersprache und Mimik etwas unglaublich Ästhetisches hat. Was mich anzieht, ist die Ausstrahlung von Männern – die pure Männlichkeit, dieses Herbe, der definierte Oberkörper, ihre Bewegungen und Muskeln und ihr Charme. Im Gegensatz zu Frauen dürfen Männer auch ruhig Körperbehaarung haben, zumindest an Brust und Kinn. Intimbehaarung ist bei beiden Geschlechtern in Maßen okay, trotzdem bin ich eher für wenig oder gar keine. Ich liebe übrigens auch schwule Männer. Die sich in meiner Szene tummeln, sind alle stylish und sehr gepflegt, richtig ästhetisch. Außerdem haben sie so etwas Offenes und Sympathisches. Als Frau kann man unbeschwert mit ihnen umgehen.

Ich hatte und habe Phasen, in denen ich gern dünner wäre. Durch die Pille habe ich zum Beispiel zugenommen, aber auch mehr Oberweite bekommen. Trotzdem war ich unzufrieden und dachte ständig darüber nach. Mein größtes Ideal war es lange, riesengroße XXL-Strickpullover tragen zu können und darunter nur die schmalen Beine rausschauen zu lassen. Bei Models sieht das super aus. Mir stehen aber elegante, eng geschnittene Sachen einfach besser. Aber das wollte ich eine Weile nicht wahrhaben. Dadurch veränderte sich meine Ausstrahlung ziemlich. Meine Unzufriedenheit konnte man mir ansehen – so wie ich es anderen Menschen auch ansehe, wenn sie unzufrieden mit sich sind. Aber irgendwann musste ich einsehen, dass ich nun mal nicht 1,80 Meter groß und Magermodel bin. Wenn man es geschafft hat, sich von falschen Idealen zu trennen, und sagen kann: »Ich bin einfach so und ich habe es nicht in der Hand, mich zu ändern!«, dann ist man zufriedener und freier. Mittlerweile fühle ich mich wieder wohl in meinem Körper und Selbstbewusstsein macht bekannterweise sexy. Außerdem muss ich sagen: Ich liebe Essen über alles! Ein Bekannter von mir, Maurizio Müller von *www.mau-fashion.de*, postete mal in Anlehnung an das berühmte Kate-Moss-Zitat bei Facebook: »Nichts schmeckt besser als das Gefühl, dünn zu sein. Okay, außer Schokolode, Weingummi, Chips, McDonald's, chinesisches Essen, Pizza …« Ich würde noch Kinderriegel hinzufügen – ohne die kann ich nicht leben! Generell behandeln wir unsere Körper wenig freundlich. Viele von uns schwanken zwischen Extremen: Entweder essen wir fast gar nichts, um schlank zu sein, oder wir essen viel zu viel und unkontrolliert. Dadurch sind wir nie richtig ausgeglichen, vor allem Haare und Haut leiden darunter. Das merke ich immer, wenn ich im Sommer in Spanien bin. Dort esse ich nur leichte Kost und Obst. Mit meinen Freunden mache ich Salate und selbst gepresste Fruchtshakes. Und dann fühle ich mich so wundervoll, voller Leben und Leichtigkeit. Hier in Deutschland will ich die ganze Zeit Nudeln und Pommes und Fleisch essen und spüre, wie schwer und müde ich davon werde.

In der deutschen *Vogue* war mal ein Artikel, in dem es sinngemäß hieß: »Das gern zitierte ›wahre Ich‹ gibt es gar nicht, sagt die Psychologie. Authentisch sind wir erst durch die verschiedenen Rollen, die wir spielen.« Ist das nicht toll? Wir können jeden Tag eine andere Person sein! Mit Smokey Eyes und Lederklamotten bin ich Rock 'n' Roll, mehr Kiss und Patty Smith, so als würde ich gleich in einen alten Hippiebus springen und auf Tour gehen. Mit Make-up im Nude Look, ganz pur und unauffällig, nur die Lippen rot und sinnlich, tauche ich eher in die Burlesquezeit oder das frühe Hollywood ein. Mit jedem Make-up zeige ich eine andere Facette und die fügen sich zu dem, was mich ausmacht. Es gibt auch Menschen, die ohne Kompromiss mit jeder Faser und bis in die letzte Konsequenz nur eine einzige Rolle spielen! Aber mein wahres Ich hat viel mit Wandlung und Veränderung zu tun, ich betrachte die Möglichkeiten nicht schwarz-weiß. Deshalb bin ich mir mit Make-up auch näher als ohne!

Schönheits-OPs halte ich hingegen für sehr problematisch, ich würde so etwas wohl nicht machen, obwohl ich natürlich auch schon mal mit dem Gedanken gespielt habe. Meine Augenbrauen sind nämlich komplett unterschiedlich, die eine ist ganz weit oben und die andere ganz weit unten. Aber mir sind Ausstrahlung und Authentizität wichtiger. Ich bin, wie ich bin, und kann mich durch Make-up und Kleider verwandeln – das genügt mir. Der Körper ist immer ein Geschenk, ihn zu verändern überschreitet eine Grenze. Lieber in Kreativität investieren! Allerspätestens mit 18 werde ich mir übrigens einen Kompass auf mein Handgelenk tätowieren lassen. Man kann Liebe nicht erzwingen, muss daran glauben, dass sie einen findet, und vor allem seinem inneren Kompass folgen. Das ist eine von vielen Bedeutungen, die das Tattoo haben wird.

Von anderen Menschen gemocht zu werden ist eigentlich nicht so schwer, wenn man nur echte Leidenschaft für etwas empfindet. Andere Menschen fühlen sich davon berührt und mitgerissen! Wenn ich von irgendwas fasziniert bin, dann ist das beinahe so, als wäre ich verliebt. Ich kann das auch gut übertragen. Wenn ich euphorisch über Bücher oder Filme rede, wirkt es, als würde ich Liebe empfinden und über den Anfang einer Beziehung sprechen – da sagt man ja auch immer nur Positives und die Augen leuchten. Für Literatur kann ich mich genauso begeistern wie für Menschen und für literarische Helden das gleiche Gefühl aufbringen wie für richtige Jungen. Für die meisten Menschen sind die faszinierenden Geschichten auf der Leinwand oder in Büchern nur Unterhaltung, aber ich sammele über sie Erfahrungen. Ich erkenne mich in ihnen wieder und kann mich manchmal ganz in den Darstellern und in der Story verlieren. Ich lasse in jedem Buch, jedem Lied, jedem Film und jedem Foto einen Teil von mir, das macht mich ganz leer, aber auf der anderen Seite bereichert es mich auch und schenkt mir unzählige Eindrücke und Inspirationen. Wenn man nicht nach Schönheit und diesen ganz speziellen Zusammenhängen sucht und sich nicht von all den herrlichen Anblicken mitziehen lässt, geht einem wirklich viel verloren.

Mein Erfolg als Fashion-Bloggerin erfüllt mich. Angefangen hat alles 2008 in New York. Es war meine erste große Reise mit meiner Mutter und alles war perfekt. So ein typisches New Yorker Taxi holte uns vom Flughafen ab und überall waren diese Lichter und Menschen. Und als ich kurz vor dem Schlafengehen zum Fenster ging, um die Vorhänge noch einmal aufzuziehen und die Skyline anzusehen, ging ein Feuerwerk los. Wirklich, genau in dem Moment! Ich heulte vor Glück, über das Geschenk, in der wunderbarsten Stadt der Welt einen solch großartigen Zufall erleben zu dürfen. Am nächsten Tag liefen wir durch all die Parks und da es bei mir keine Verschnaufpause ohne Zeitung gibt, hatte ich schon ziemlich bald einen großen Stapel unterm Arm. Und in einer dieser Zeitschriften war ein langer Artikel über die Bloggerin Tavi Gevinson, die damals auch noch ganz jung war. Heute finde ich sie nicht mehr so toll, aber damals hatte ich durch ihre Geschichte eine Eingebung. Ich wollte schon immer Schönheit und Kunst und alles, was mich bewegt, mit anderen Menschen teilen. Und endlich hatte ich einen Weg gefunden: einen Blog. Ich kann einen Riesenehrgeiz entwickeln, wenn mich eine Sache inspiriert und andere etwas machen, von dem ich träume! Danach ging alles ziemlich schnell. Über das SchülerVZ, wo ich den Link zu *www.anouk-onthebrink.blogspot.com* postete, kamen die ersten Leser und sehr schnell auch die ersten guten Kommentare. Das Feedback bestärkte mich und ich machte immer weiter, vor allem mit eigenen Bildern. Bis dann wie aus heiterem Himmel das *SNAP! Magazine* aus Montreal um ein Interview mit mir bat. Ich flippte aus! Und nachdem es veröffentlicht worden war, ging's so richtig los, mit Anfragen von *www.ilikemystyle.net*, der *YUNO* oder *Bild.de*! Es stürzte auf mich ein und zerrte mich überallhin und ich war wie im Rausch. Mit der öffentlichen Resonanz steigt natürlich auch manchmal die Unzufriedenheit. Beispielsweise wenn ich auf Fotos von mir stoße und mich dann mit anderen Fotografen vergleiche, schneide ich in meinen Augen immer schlechter ab. Oder ich bin der Meinung, dass ich viel spektakulärere Sachen machen sollte. Aber es gibt eine dumme Unzufriedenheit, die man abstellen sollte, und eine gute, die anspornt und als starke Triebkraft wirkt. Und die Blogleser wollen mit ihrem Klick in ein fremdes Leben, in eine andere, wünschenswertere, aufregendere, kreativere und schönere Welt eintauchen!

Es ist natürlich toll, dass ich über diverse Einladungen zu Fashionevents und Veranstaltungen viele Bekanntschaften mit ganz großartigen Leuten machen kann. Ich fühle mich sehr inspiriert, wenn ich mich mit Bloggerkollegen wie Dustin Hanke von *www.shiggersonstreet.com*, Josephine Mang von *www.summerlisten.com* oder Tim Schmelzer von *www.cometothewildside.blogspot.com* austauschen kann! Ansonsten sind Schönheiten wie Elin Kling, Freja Beha Erichsen oder Abbey Lee meine Inspiration.

Markenmäßig mag ich vor allem Miu Miu, Chloé, Rodarte und meine absolut scharfen Acne-Boots sehr gern. Zara ist auch toll. Ich merke ganz stark, dass ich mich mit jedem Kleidungsstück, das meinen Schrank bereichert, schöner fühle. Vor allem wenn es Teile sind, die ich mir schon lange wünsche. Es macht mich fast euphorisch, wenn ich etwas an anderen toll finde, was mir dann auch steht. Und die Komplimente über meinen Stil bestätigen mich in meinem Geschmack. Wo ich nicht besonders gern kaufe, ist H&M – wie man sich da fühlt, finde ich ganz schlimm. Da kaufe ich höchstens Basics oder Unterwäsche. Bei Dessous liebe ich alles mit ganz viel Spitze. Wenn man was Aufreizendes und Schönes trägt, fühlt man sich – obwohl komplett bekleidet – gleich viel wohler. Ich muss auch immer an folgendes Szenario denken: Warme Sommernacht, Brunnen oder Pool, alles ist möglich, wir sind jung und frei. Ich versuche mich immer so zu kleiden, dass ich jeden Moment wie Anita Ekberg in dem Film *La Dolce Vita* in den Trevi-Brunnen springen könnte ...

MARTEN, 15 JAHRE

Tanz ist, eine Geschichte ohne Worte zu erzählen

»Den Blick in den Spiegel nehme ich eigentlich ziemlich relaxt vor, ich denke nicht groß darüber nach. Aber es ist natürlich so: Wenn man sich selbst genau anschaut, entdeckt man viel mehr Makel, als andere an einem erkennen.«

DIE BEWEGUNG VON KÖRPERN ZUR MUSIK, INEINANDERFLIESSENDE OPTISCHE UND AKUSTISCHE EINDRÜCKE, das ist für mich der Inbegriff von Schönheit.

Die körperlichen Ideale für Männer im Ballett sind unter elegant und kraftvoll zusammenzufassen. Je weiter die Ausbildung voranschreitet, desto mehr Muskeln brauchen wir, gerade auch für den Pas de deux, bei dem wir die Mädchen hochheben und halten müssen. Mädchen müssen schlank und graziös sein, das entspricht auch meinen Ansichten. Außerdem ist mir bei Mädchen wichtig, dass sie nicht größer als ich sind, und lange Haare finde ich auch toll. Megan Fox ist zum Beispiel eine sehr schöne Frau. Ich schaue schon sehr aufs Aussehen, auch bei meinen Freundinnen hat das bisher immer stimmen müssen. Ist ja klar, dass man lieber mit schönen Frauen ausgehen will, obwohl man, wenn man jemanden intensiver kennenlernt, mit der Zeit gar nicht mehr so sehr darauf achtet.

Bei den Ballettmädchen ist es mit der Ernährung ziemlich extrem. Die, die nicht so viel Glück haben, werden gewogen. Wir haben einen Ernährungsberater an der Schule, der alles zu optimieren versucht und darauf achtet, dass es trotzdem in einem gesunden Rahmen bleibt. Ich selbst muss nicht so aufs Essen achten. Dass ich Obstsalat mag, kommt mir zwar entgegen, aber ich schaue auch mal bei McDonald's vorbei. Schlank und fit zu sein bedeutet für mich einfach Lebensqualität!

Den Blick in den Spiegel nehme ich eigentlich ziemlich relaxt vor, ich denke nicht groß darüber nach. Aber es ist natürlich so: Wenn man sich selbst genau anschaut, entdeckt man viel mehr Makel, als andere an einem erkennen. Und ich bin schon ein bisschen eitel, weil ich denke: Ich bin auf einer Eliteschule und ich will dem auch optisch entsprechen. Man sollte schon darauf achten, was man anzieht und dass man gepflegt aussieht. Marken interessieren mich nicht, aber den Style von Will Smith finde ich total cool.

Dass ich wenig Freizeit habe, ist klar, und meine Freunde außerhalb der Ballettschule wissen das auch, mit denen treffe ich mich nur sonntags. Die meisten Freunde habe ich aber schon an meiner Schule. Weil wir nur 147 Schüler sind, sind die Beziehungen unter den Klassen und Jahrgängen auch ziemlich eng. Hier ist überhaupt alles sehr familiär, jeder kennt jeden. An unserer Schule haben wir ein ganz besonderes Verhältnis zueinander: Man kann auch von einer Hierarchie unter den Schülern sprechen, die jüngeren haben sehr viel Respekt vor den älteren. Ich versuche auch, von den Großen abzuschauen, was die gut machen, und probiere, das zu kopieren. Und die Sechstklässler kommen zu mir und fragen, ob sie mein Patenkind sein dürfen. Das ist so ein spezielles Ding bei uns, dass man sich Patenkinder nimmt, auf die man so ein bisschen aufpasst und die man unterstützt, für die man auch ein Vorbild ist. Wenn man so viel Zeit mit seinen Schulkameraden verbringt, dann freundet man sich an und verknallt sich auch mal. Kleine Streitereien gibt es wie an anderen Schulen auch, aber bei uns kommt es nie zu Prügeleien, wir haben eine gewisse Achtung voreinander. Außerdem wird natürlich in allen Bereichen sehr auf Disziplin geachtet und bei Verfehlungen wird man schnell rausgeschmissen.

Da unsere Klassen sehr klein sind – in diesem Jahr besteht meine aus nur 16 Personen –, wird auch der Geist individueller gefördert. Mein liebstes Theoriefach ist Mathe. Über das Jahr verteilt, haben wir mehrere Vorstellungen, bei denen wir uns auf der Bühne präsentieren. Außerdem gibt es jedes Jahr Ballett- und Choreografiewettbewerbe und unser Höhepunkt ist die jährliche Gala.

Die meisten hier haben das Ziel, Berufstänzer zu werden. Damals im ersten Ausbildungsjahr war mir noch nicht bewusst, dass ich später nichts anderes als tanzen will. Mir war nur klar, dass ich gern auf der Bühne stehe. Meine Eltern sind beide Balletttänzer und ich war schon immer sportbegeistert – erst machte ich Geräteturnen, dann Judo. Außerdem rutschte ich irgendwie ins Kinderballett im Friedrichstadtpalast. Leider war ich damals nicht gut genug, ich erschien denen zu unmusikalisch. Doch ich übte zu

Hause weiter, auch das Rhythmusklatschen. Am alljährlichen Tag der offenen Tür an der Staatlichen Ballettschule absolvierte ich schließlich den Eignungstest. Von den elf Jungs, die mit mir in die fünfte Klasse der Staatlichen Ballettschule Berlin aufgenommen worden sind, bin inzwischen nur noch ich übrig. Auf eine normale Schule zu gehen, könnte ich mir gar nicht mehr vorstellen, weil ich meinen Traum schon so klar vor Augen habe und wahrscheinlich gar nichts mehr mit meiner Freizeit anzufangen wüsste. Ich bin mir bewusst, wie privilegiert ich bin, dass ich auf die modernste Ballettschule der Welt gehen darf. Irgendwie ist das schon ein elitäres Gefühl, eine Schule zu besuchen, auf der es nur ein paar Hundert weiterer Schüler neben dir gibt.

Die Schulwoche geht hier von Montag bis Samstag und die Unterrichtstage sind länger als an normalen Schulen. Der Stundenplan umfasst neben Deutsch, Mathe und den anderen theoretischen Fächern auch praktischen Unterricht, zum Beispiel in klassischem und modernem Tanz. Im klassischen Ballett gibt es klare Richtlinien und Choreografien, das kennt man aus *Schwanensee* oder *Der Nussknacker*. Im modernen ist man etwas freier. Ich mag den klassischen Tanz lieber, weil ich gern etwas vorgegeben bekomme. Es gibt auch Momente während der Ausbildung, die psychisch anstrengend sind: wenn man versucht und versucht und versucht und es trotzdem nicht hinhaut. Mein längster Tag geht bis 20 Uhr, danach bin ich richtig erschöpft! Vier Stunden Training sind üblich und zu Hause übt man zum Teil auch noch. Ich bin gerade dabei, meinen Spagat zu verbessern. Dadurch, dass man die ganze Woche in der Schule trainiert, verinnerlicht man das Programm. Wenn ich aufgeregt bin, laufe ich die ganze Zeit unabsichtlich auf halber Spitze herum.

Ich bin jetzt in der zehnten Klasse, also in dem Jahr, in dem ich wie alle anderen Zehntklässler die mittlere Reife vor mir habe. Aber noch viel wichtiger ist für mich, dass ich in diesem Jahr die Zugangsprüfung für den Bachelorstudiengang zum Bühnentänzer bestehe. Die absolut beste Entwicklung für mich wäre, an ein Theater mit einem großen Repertoire zu kommen – ein Ensemble, in dem ich viel zu tun bekomme und dabei lernen kann. Mein größter Wunsch wäre es, in das Staatsballett aufgenommen zu werden, aber das ist unglaublich schwer. Das Vortanzen wird sicherlich sehr schwierig. Man muss sich das so vorstellen: Auf eine freie Stelle bewerben sich über hundert verschiedene Tänzer aus der ganzen Welt, russische, italienische, französische oder auch brasilianische – die haben manchmal mehr Hüftschwung –, und alle wollen engagiert werden. Also muss ich richtig gut sein. Eines meiner Vorbilder ist Marian Walter, der im Staatsballett tanzt.

Obwohl im Ballett sehr auf Richtlinien geachtet wird, hängt auch viel von der Ausstrahlung und der eigenen tänzerischen Darstellung ab. Es fühlt sich einfach schön an zu tanzen, sich zur Musik zu bewegen und dass ich dabei meine eigene Geschichte erzählen kann, ohne Worte benutzen zu müssen. Es freut mich, wenn die Leute sagen, dass es gut aussieht, was ich mit meinem Körper mache. Momentan spiele ich nebenbei im Friedrichstadtpalast einen russischen Jungen, der unbedingt tanzen will. Für die Revue werden manchmal Tänzer aus unserer Schule ausgeliehen. Der Friedrichstadtpalast ist der größte Showpalast Europas mit der größten Bühne der Welt. Da sehen jedes Mal 3.000 Menschen zu. Die Auftritte sind natürlich eine einmalige Erfahrung. Ich komme auf die Bühne und sehe das Publikum wegen des Scheinwerferlichts nicht. Ich versuche, es besonders schön zu machen und ein paar von meinen Gefühlen umzusetzen. Es ist fantastisch, man wird angeschaut und jetzt kann man vorführen, was man jeden Tag trainiert hat.

Klar, manchmal gibt es auch Faktoren, wie zum Beispiel ein komisches Kostüm, die einem peinlich sind. Ich erinnere mich da an einen knallroten, bauchfreien Anzug, den ich ziemlich blöd fand. Aber auf der Bühne ist das dann egal, man akzeptiert, was zum Stück, zur Rolle gehört. Die meisten Menschen, denen ich begegne, finden das, was ich mache, bewundernswert. Aber es gibt auch ein paar, denen man erst mal klarmachen muss, dass Ballett einfach nur ein Sport ist und dass wir keine pinken Tutus tragen. Wir hören auch nicht nur klassische Musik, die ziehe ich mir eigentlich nur im Unterricht rein, privat höre ich Rap, am liebsten Sido. Und am Wochenende gehen wir nicht in die Oper, sondern ganz normal auf Partys, mit Musik und Drinks, auch wenn sich das bei uns eher auf den Samstagabend konzentriert. Montag bis Samstag müssen wir fit sein, aber wenn wir am Samstagabend weggehen, schlafen wir den Sonntag durch.

LILY, 19 JAHRE

Auf den zweiten Blick schön

»Einmal machte ich mit einer Freundin Passbilder. Als wir uns das Foto im Anschluss anschauten, dachte ich: Scheiße, ich könnte so viel aus mir machen und stattdessen laufe ich im Gammellook durch die Welt, mit fettigen Haaren und ungeschminkt.«

ES GIBT VIELE DINGE, DENEN MAN DAS WORT »SCHÖN« VORANSTELLT. Jemand sieht schön aus, ist schön gekleidet oder hat ein schönes Gesicht. Aber Schönheit berührt auch viele andere Sachen, so mehr im Alltag: ein schöner Herbsttag, Momente, die schön sind, Aufnahmen des Augenblicks.

Für mich ist Schönheit wichtig. Es ist mir wichtig, dass ich gut aussehe, aber es nimmt keinen riesigen Raum ein. Wenn Männer schön aussehen, spricht mich das auf jeden Fall an. Das geht mir allerdings auch bei Frauen so, dass ich mir denke: Wow, die sieht ja richtig gut aus. Es gibt aber auch Menschen, die ich auf den ersten Blick so einordne: normal, sieht ganz okay aus. An deren Gesichtern bleibe ich nicht hängen, über die denke ich deshalb auch nicht weiter nach, weil sich für mich nicht die Frage stellt, ob diese Person nun schön ist oder nicht. Ich erinnere mich da an einen ganz bestimmten Jungen, bei dem es mir anfangs auch so ging. Aber als wir uns dann kennenlernten, entwickelte er sich in meinen Augen zu einer absoluten Schönheit und ich fand plötzlich, dass er zu den am besten aussehenden Jungen gehört, die ich kenne. Und alle anderen waren total überrascht und meinten: »Der passt nicht zu dir, der sieht doch gar nicht gut aus!« Aber ich fand ihn tatsächlich schön und das hatte nichts mit inneren Werten zu tun. Wenn ich ihn ansah, durchfuhr es mich. Ich fand ihn so geil – sein Aussehen, die Gestik und vor allem seine Leidenschaft beim Erzählen. Er hatte diesen Künstlercharme und verstand wahnsinnig viel von Musik. Ich bewunderte ihn dafür, dass er etwas hatte, wofür er lebte und über das ihm nichts ging. Wenn ich verknallt bin, dann ist mein Angebeteter sowieso der schönste Mann der Welt für mich. So richtig abtörnend finde ich eigentlich nur das Übliche: Nasenhaare oder lange, dreckige Fingernägel. Und ich bin nicht so der Fußfan. Es ist echt crazy, nur ganz wenige Leute haben schöne Füße. Aber selbst wenn mein Freund hässlich sein sollte, fände ich ihn wunderschön und wäre komplett hin und weg. Und ich denke, als Künstler sollte man auch gar nicht so gut aussehen, zumindest in bestimmten Bereichen nicht, denn als Schönling wird man dort nicht ernst genommen. Rockmusiker brauchen etwas Grobes, Verlebtes, das entspricht ihrer Kunst. Wenn du aussiehst wie Justin Bieber, nimmt dir keiner ein Leben mit Drogen, Sex und großen Enttäuschungen ab. Es ist das Anziehende – diese Unabhängigkeit, so ein bisschen Scheiß-auf-alles-Gehabe –, an Bad Boys, die dir garantiert das Herz brechen.

Mir hat bisher nur einer das Herz gebrochen, nämlich mein erster richtiger Freund. Bei meiner Geburtstagsparty kuschelten wir und danach waren wir zusammen. Er stand schon länger auf mich. Wir waren 13 und er sah wirklich gut aus, das fanden auch all meine Freundinnen. Am Anfang fand ich's ganz witzig, weil er das nicht ausnutzte, sondern mich ganz stolz als seine Freundin präsentierte. Aber später wurde es nervig. Ich finde es schon gut, wenn meine Freundinnen meinen Freund gut aussehend finden, aber es ist mir nicht wahnsinnig wichtig. Wenn der Partner zu schön ist, kommt man sich daneben schnell ungleich vor. Vor eineinhalb Jahren war da mal einer: Als ich erfuhr, wie viel Arbeit er in sein Äußeres steckte, wurde es mir richtig unangenehm. Weil er so viel machte und ich nicht so durchtrainiert bin. Da fragte ich mich immer: Oha, was denkt der denn von mir, wenn ich so faul bin?

Mir ging's immer so, dass ich von meinen Freundinnen und den Jungs das Feedback bekam, hübsch zu sein, und eigentlich weiß ich auch, dass ich ganz gut aussehe. Trotzdem hatte ich Phasen, in denen ich mich nicht wohlfühlte. Einmal machte ich mit einer Freundin Passbilder. Als wir uns das Foto im Anschluss anschauten, dachte ich: Scheiße, ich könnte so viel aus mir machen und stattdessen laufe ich im Gammellook durch die Welt, mit fettigen Haaren und ungeschminkt. Ich schminke mich nicht allzu viel, auf Partys habe ich zum Beispiel nur einen Lipgloss zum Nachlegen dabei. Es gibt Abende, für die ich mich gern aufstyle, aber an anderen fühle ich mich in voller Montur überhaupt nicht wohl und hätte lieber meine Turnschuhe an. Merke ich, dass andere finden, dass ich gut aussehe, fühle ich mich natürlich besser, aber wenn ich mich schminke und mir was Schönes anziehe, mache ich das ja nicht nur mit dem Hintergedanken, dass mir dann alle sagen, wie gut ich aussehe. Kleider mag ich elegant und ausgefallen, schön ist es, wenn es einen überraschenden Akzent gibt. Außerdem überlege ich gerade, mir ein Tattoo machen zu lassen ...

Mit 13 hatte ich auch mal total den Flash, zu dick zu sein. Ich kaufte mir sogar Abnehmpulver, das meine Mom dann fand und ins Klo schüttete. Meine Gedanken drehten sich damals nur um mein Gewicht. Ich habe nie wieder so viel über das Essen nachgedacht wie in dieser Phase, in der ich eigentlich nicht aß. Im Endeffekt konnte ich gar nichts mehr genießen. Und ich war traurig, weil ich mich entscheiden musste: Entweder ich esse nichts und bin stolz darauf oder ich esse und genieße es dann auch. Das alles hatte damit angefangen, dass ich meiner Mama nicht mehr so glaubte. Früher hatte mir ihre Meinung total gereicht. Es hatte mich glücklich gemacht, wenn sie gesagt hatte: »Darin siehst du gut aus!« Aber während der Pubertät fängt man an, die Dinge anders zu bewerten. Man erkennt, dass die Mutter und die Freundinnen das vermutlich auch sagen würden, wenn man hässlich wäre. Wenn man eh schon alles infrage stellt, dann kommt man früher oder später auch an diesen Punkt. Sogar die Bestätigung von denen, auf die es in dieser Frage eigentlich ankommt, half mir damals nicht weiter. Es standen zwar Jungen auf mich, aber die falschen, jedenfalls drehte ich es immer so hin.

Es gab auch Fälle, da redete ich mir ein: Toll, der steht ja nur auf mich, weil ich gut aussehe. Dieses Gefühl hatte ich auch ganz stark am Anfang einer Beziehung, obwohl es am Ende doch überhaupt nicht so war: Er hatte mir immer vermittelt, dass er jeden in eine Schublade steckte, und ich überlegte daraufhin, in welcher ich steckte. Abschlepp-Nummer fünf, bewertet mit einer Acht? Diese Woche mal wieder eine Acht abgeschleppt?! Es ist total paradox, dass man auf der einen Seite unendlich viel dafür tut, gut anzukommen, aber auf der anderen Seite nur für seinen Charakter geliebt werden will. Dabei lebt es sich viel leichter, wenn man sich selbst nicht so zerfleischt.

Den eigenen Körper hüllenlos präsentieren, ist auch wieder so ein Thema für sich. Nicht, dass ich nicht auch mal ganz gern nackt rumlaufe ... Meine Mom ist aus dem Osten und wenn die am Strand ist, dann zieht die sich halt aus und legt sich nackt hin. Das habe ich früher gar nicht gepackt, aber jetzt bin ich nicht mehr so beschämt und sonne mich gelegentlich auch oben ohne. Bei den ersten Freunden, denen ich näherkam, zog ich in bestimmten Positionen den Bauch krass ein und machte mir überhaupt Sorgen darüber, wie sich das für den jetzt anfühlt oder wie es für ihn aussieht. Man kann sich am Anfang noch nicht so richtig fallen lassen. Und Jungs geht es da, glaube ich, oft genauso. Dabei entwickelt man so eine gewisse Unabhängigkeit, die andere mitnehmen und fesseln kann, wenn man sich selbst mag und nicht auf den Gedanken fixiert ist, wie man nun rüberkommt. Ich habe auch eine Freundin, die ich nicht so hübsch finde, die sich aber selber so schön vorkommt, dass sie eine Hammerausstrahlung hat. Und weil sie sich selbst ganz anders einschätzt, als es alle anderen tun, hat sie den Jungen bekommen, den sie wollte. Toll, oder?!

FRANZ, 23 JAHRE

Letzten Endes kann jeder Model werden

»Weil es beim Modeln so wenig auf die eigene Persönlichkeit und den eigenen Geschmack ankommt, ist Selbstbewusstsein ganz wichtig. Hast du keines, hast du echt verloren. Man sieht es einem an, wenn er sich in den Sachen nicht wohlfühlt.«

MIT 16 WAR ICH ZIEMLICH LINKS UND ZIEMLICH PUNK. Zerfetzte Klamotten, Army-Parka und wechselnde Haarfarben, Rot oder Grün – Zecke eben. Ich ging auf Demos und oft auf Konzerte und wollte einfach nicht dem Rest entsprechen, sondern anders sein! Weil ich nicht so wie jeder aussah und keine Goldkettchen trug, fand ich mich schon spezieller und das lag mir am Herzen. Zum Model wurde ich eher durch Zufall: Die Mutter von einem meiner Kumpels zeigte ihrer Freundin die Fotos von unserer Jugendweihe. Diese Freundin war Chefin einer Modelagentur und ließ mir ausrichten, ich sollte doch mal vorbeikommen. Ich dachte mir erst mal nur: Ich? Guck mich doch mal an, in der Schule nennen sie mich manchmal Lump, ich entspreche doch überhaupt nicht dem Ideal. Mittlerweile glaube ich, dass es genau das war, weshalb sie mich auswählte. Denn das allgemeine Schönheitsideal gilt – gerade für die Kunstfotografie – einfach nicht. Schlank und trainiert sollte man zwar schon sein, aber dass nichts zu groß oder zu klein sein darf, ist falsch. Man kann auch gern anders sein, das reizt die Fotografen. Leute mit krummen Nasen, roten Haaren oder Sommersprossen brauchen die auch. Letzten Endes kann man also selbst dann ein gefragtes Model werden, wenn man »komisch« aussieht. Wenn andere denken: Was? *Du* bist Model? Na gut ... Es gibt eben die Schönen und die Speziellen.

Mein erstes Shooting war schon merkwürdig – mit der Schminke und allem –, aber ich nahm es erst mal so hin und dachte mir: Das wird schon richtig sein. Davor war ich eher kamerascheu gewesen, so der Ich-will-nicht-aufs-Familienbild-Typ, doch nach dem Shooting sah ich die professionellen Bilder und fand sie echt geil. Es ist total der Hammer, was die da manchmal hinbekommen. Das ist echte Kunst! Die Fotos könnten auch in einer Galerie hängen.

Nach der Schule wollte ich eigentlich noch ein Jahr mit der Ausbildung warten, aber meine Eltern wollten das damals nicht. Dass ich deswegen viele gute Modelaufträge sausen lassen musste, störte mich mit 16 schon. Damals dachte ich auch darüber nach, hauptberuflich zu modeln. Doch ich entschied mich dagegen, weil es sicher mit vielen Rückschlägen verbunden gewesen wäre. Und für mich zu viel Stress für zu wenig Geld bedeutet hätte. Außerdem stehst du dumm da, wenn dein Typ mal nicht mehr gefragt ist! Aber neben meinem Beruf kann ich noch bis vierzig modeln. Bei Männern geht das ziemlich lange, die werden selbst mit grauen Haaren noch gebucht. Natürlich kommt es auf die Verfassung an: Wenn es mich mal so hinpackt, dass mein Kiefer gebrochen ist und ich danach ein schiefes Gesicht habe, dann geht das natürlich nicht mehr. Aber wenn ich mich nicht großartig verändere, kann ich noch lange weitermachen.

Es lief von Beginn an gut und ich hatte ziemlich viele Aufträge. Vor allem in der Anfangszeit stellte ich mich für viele Editorials zur Verfügung. Da kommen irgendwelche Künstler und Fotografen und bieten dir Shootings an, für die du kein Geld bekommst, aber am Ende haufenweise gute Bilder, sodass du deine Mappe füllen kannst. Ich bekomme auch heute noch ständig Anfragen, alle wollen Editorials mit mir machen, weil sie mich super finden. Aber ich denke mir: Das ist ja gut und schön, wenn mich alle von haufenweise kunstvollen Fotos kennen, aber es bringt nichts, wenn dabei kein Geld für mich rumkommt. Am lohnendsten sind Kampagnen. Eine schöne Calvin-Klein-Kampagne wäre total geil! Wenn man davon ein paar machen könnte, hätte man ausgesorgt. Ich habe schon einige Leute kennengelernt, die so was gemacht haben und jetzt einfach nur noch leben. Da denkt man schon manchmal: Geil! Ich auch, bitte! Wenn mal Kohle kommt, dann gebe ich sie meistens relativ schnell wieder aus. Vor allem meine Hobbys kosten mich viel Geld. Man lebt nur einmal, und wenn mir jetzt was passieren würde und ich alles gespart hätte, dann wäre meine Schufterei umsonst gewesen. Deswegen bin ich ein Lebemann.

Ob ich erfolgreich bin oder nicht, ist für mich schwer einzuschätzen, weil ich Erfolg darüber definiere, wie viel Geld man verdient. Ich werde zwar oft bei irgendwelchen Shows angelabert und die Insider erkennen mich, aber davon kann ich meine Miete nicht zahlen. Ich wäre viel lieber reich als berühmt. Wenn mich die Leute ansprechen, schmeichelt mir das zwar, aber eigentlich ist es total komisch. Ich *mache* ja nichts, sondern *lasse mit mir machen*. Deswegen bilde ich mir auch nicht so viel darauf ein, Model zu sein. Ich hatte halt einfach das Glück, jetzt gerade als schön zu gelten. Aber würde ich in einer anderen Zeit leben, in der andere Ideale gängig wären und andere Typen gesucht werden würden, würde ich vielleicht gar nicht mehr so gut aussehen!

Manchmal, wenn ich mit Freunden zusammenhockte und die im Scherz so Sachen sagen wie: »Deine Freundin muss ja einen schrecklichen Geschmack haben!«, dann erwähne ich schon mal scherzhaft die *Vogue* und sage: »Wer war denn da drin abgebildet, na?« Im Grunde habe ich aber privat überhaupt keinen Bezug dazu. Das ist alles nicht so meine Welt ... In diesen Magazinen geht es doch nur um Klamotten. Manche sehen halt cool aus und andere nicht.

Bei anderen Leuten finde ich oft Sachen geil, in denen ich selbst nie rumrennen würde: Ich mag den Rockabilly-Style oder das Zeug, in dem die Goths drinstecken. Klar gibt es auch Marken oder Teile, die gar nicht gehen. Wenn irgendwas zum Trend wird, ist das zum Beispiel total nervig. Ray-Ban-Brillen werden inzwischen total inflationär benutzt. Ich hatte vor Jahren mal so eine, da sagten alle zu mir: »Kauf dir mal 'ne neue Brille!« oder: »Hast du das Gestell von deiner Mudda auf?« Noch nie gab es so viele Leute, die für sich beanspruchen, einen besonderen Stil zu haben.

Wenn's um die Marken geht, die ich repräsentieren soll, bin ich hingegen nicht wählerisch. Nur für Labels, die normalerweise nur von Glatzen getragen werden, wie Thor Steinar, würde ich mein Gesicht niemals hergeben. Aber die machen auch nicht *diese* Art von Fashion.

Vor der Kamera schalte ich den Kopf total aus, da ist mir gar nichts unangenehm. Ich hatte noch nie ein Nacktshooting, aber einmal sollte ich im hautfarbenen Tanga mit einem Mädchen Adam und Eva darstellen. Bei solchen Shootings denkt man am besten nur an das Bild und nicht daran, dass man halb nackt vor einem fremden Mädchen steht. Ich hatte auch schon Sachen an, die dermaßen scheiße waren. Zum Beispiel ein Jackett von Gucci. Es sah aus, als hätte es jemand aus einem Teppich herausgeschnitten – und so fühlte es sich auch an. Der Preis: 1500 Euro. Wenn's den Leuten gefällt und es sie glücklich macht und wenn die total stylish sind und damit cool aussehen, dann sollen sie es halt anziehen. Aber selbst wenn ich das Teil geschenkt bekommen hätte, hätte es wahrscheinlich nie wieder das Tageslicht gesehen. Aber während der Shootings bin ich eben nur die Kleiderpuppe. Und die soll sich den Klamotten anpassen und versuchen, dem zu entsprechen, was der Designer vermitteln will.

Weil es beim Modeln so wenig auf die eigene Persönlichkeit und den eigenen Geschmack ankommt, ist Selbstbewusstsein ganz wichtig. Hast du keines, hast du echt verloren. Man sieht es einem an, wenn er sich in den Sachen nicht wohlfühlt. Ein professionelles Model ist einfach dafür da, sich den Wünschen des Auftraggebers unterzuordnen. Und wenn der dich in ein Riesenaquarium schmeißen will, dann solltest du auch mitmachen. Was die Fotografen beispielsweise oft von mir sehen wollen, ist, dass ich rauche. Dass das besonders ästhetisch oder gar hübsch ist, würde ich nicht sagen. Wenn man bedenkt, was man sich da reinhaut, ist es sogar ziemlich eklig. Aber immerhin verschafft einem das Rauchen Pausen, für die man sich nicht rechtfertigen muss. Wenn man auf der Arbeit sagt: »Ich will mich kurz hinstellen und chillen«, dann würden alle fragen: »Wie jetzt, chillen!?« Aber eine Raucherpause ist für jedermann okay! Ein Teil der Fotografen steht jedenfalls voll auf Kippen, vor allem bei Kunstbildern sind die oft mit dabei. Rauchen ist etwas, was mir noch entspricht, weil ich es im normalen Leben auch tue, aber manchmal muss ich für Fotos richtig schauspielern. Einmal habe ich Hörner aufgesetzt bekommen und sollte dann die Wut von 'nem Bock verkörpern, der gerade jemanden rammen will. Für solche Bilder muss man sich in den gewünschten Zustand hineinversetzen und die Stimmung nachempfinden, die der Typ hinter der Kamera haben will. Die Fotografen sagen mir ständig, dass ich darin gut bin, neulich kam sogar der Spruch: »Wenn's nur mit allen so einfach wäre!«

Ich hatte auch mal ein Shooting in Frauenklamotten, so mit High Heels und Strumpfhosen. Die Bilder waren sehr unterbelichtet, sodass es aussah, als wären sie in der Nacht aufgenommen worden. Da hatte ich schon ein wenig Stricher-Charakter. Gleich danach gab ich ein Interview, bei dem der Typ mich doch allen Ernstes fragte, ob ich so was auch gern privat anziehe ... Bis zu meinem zwanzigsten Geburtstag machte ich übrigens fast ausschließlich Sachen, bei denen ich androgyn aussah, weil ich dafür das passende Profil hatte und lange Haare. Zu dieser Zeit sah ich mich nach der Maske öfter im Spiegel an und dachte: Wenn ich nicht wüsste, dass ich das bin, würde ich mir selbst hinterherpfeifen! Smokey Eyes und Hochsteckfrisur – das sah echt heftig aus! Mittlerweile versuche ich, mir meinen Bart stehen zu lassen, um männlicher zu wirken.

Models, die sich seltsam aufführen und sich selbst darstellen wollen, werden nach Hause geschickt. Hin und wieder gibt's ein paar Diven, die Höhenflüge bekommen und denken, sie seien der Mittelpunkt des Universums. Da kriege ich so 'nen Hals! Einmal lag ich in einem Liegestuhl rum und wartete auf die Show, als ich plötzlich ein Schild entdeckte. »Ich suche Arbeit«, stand darauf. Die anderen erzählten mir später, das hätte ein Typ hingestellt, der lange gedacht hatte, dass er Gott sei und Wunder wie toll. Er hatte immer einen auf dicke Hose gemacht und war mal ganz fett im Business gewesen, aber inzwischen hörte man gar nichts mehr von ihm. So ist es eben: Heute modelt man für das Mega-Label und morgen ist man raus.

Früher nahm ich es mir mehr zu Herzen, wenn sich die Agentur einen Monat lang nicht meldete. Aber heute ist es mir egal, bei mir steht der Spaß im Vordergrund. Ich steckte schon in zu vielen Scheißjobs und das Modeln ist ein guter Kompromiss zwischen Arbeit und Vergnügen. Die meisten Außenstehenden haben übrigens ein völlig falsches Bild von der Branche: Man ist echt viel am Ackern, die Organisatoren sind ständig am Rumtelefonieren, müssen Käufer für die Bilder finden und Shoots vorbereiten. Es gibt Aufnahmen, die 16 Stunden dauern oder über mehrere Tage gehen. Da geht man nur kurz nach Hause pennen und kommt dann gleich wieder zurück ins Studio. Das würden die meisten gar nicht durchhalten, meine ich. Da muss man dann schon früh Ehrgeiz entwickeln, um das durchzuhalten. Ein Fotograf sagte mal: »Wenn die Pose wehtut, dann sieht sie cool aus.« Wenn man erst mit dreißig zu modeln anfängt, fehlt einem das Körpergefühl. Dieses Problem haben viele. Ich habe schon miterlebt, dass jemand nicht auf einen Baum klettern konnte, und mich gefragt: Was hindert ihn?

Die Designer und die Leute im Hintergrund sind zwar generell nett, sagen dir aber unverblümt, was du zu tun hast. Deswegen war es für mich ziemlich überraschend, dass Rick Owens so freundlich und besorgt war, wie ich es noch von keinem anderen erlebt hatte. Er fragte die Models beim Fitting allen Ernstes: »Könntest du dir vorstellen, das anzuziehen? Würdest du das mal anprobieren? Fühlst du dich wohl? Geht es dir gut?« Einfach ein Hammer-Typ.

Was die bei *Germany's Next Topmodel* teilweise mit den Mädchen machen, finde ich schon ziemlich bitter. So viel Geld könnte man mir gar nicht bieten, dass ich da mitmachen würde, da wäre mir die Kohle echt egal! Die Mädchen sind oft zu jung und naiv. Klar müssen sie so früh anfangen, weil es bei ihnen mit dreißig vorbei ist. Aber ich hatte mal eine Aufnahme mit einem Mädchen, das von seiner Jugendweihe erzählt hat. Es war höchstens 14! Und kam mit seinem Körper nicht so klar. Das ist bei den ganz jungen Mädchen oft so.

Die ganze Berichterstattung über Magermodels hat die Branche ein bisschen durch den Dreck gezogen. Ich kann nicht verstehen, warum sich Leute dermaßen für einen Beruf verbiegen. Wenn ihr mich anders haben wollt, dann sucht euch jemand anderen! Ich bin auch nur 1,80 Meter groß und die Castings dominieren 1,90- bis 1,95-Meter-Männer. Ich nehme es niemandem übel, der mich wegen meiner Größe nicht aussucht. Das ist ja nichts Persönliches. Wenn ich ein Designer wäre, würde ich auch versuchen, Leute zu buchen, die ungefähr gleich groß sind, damit in so einer Reihe von Köpfen nicht auf einmal ein Ausreißer nach unten auftritt. Generell bin ich sehr zufrieden mit mir, weil ich mir eigentlich nie so viele Gedanken über mich mache. Manchmal stehe ich zwar schon da und denke: Jetzt habe ich aber wieder ein bisschen Bauch bekommen (gerade im Winter, wenn's so oft Braten gibt). Ich gehe aber nicht extra ins Fitnessstudio, um was für meine Figur zu tun. Dennoch lege ich viel Wert auf Sport, aber nicht der Fitness wegen, sondern eher, weil er mir Spaß macht. Früher habe ich geskatet, heute fahre ich BMX und Mountainbike. Dass man Lust auf Sport hat, finde ich extrem wichtig, vor allem wenn man ihn exzessiv betreibt. Wenn man sich dazu zwingen muss, sollte man schon abwägen, ob es sich wirklich lohnt, sich für einen Job – also das Modeln – so anzustrengen. Ich wurde wegen meines Winterspecks übrigens noch nie blöd angemacht. Dann shootet man halt nicht oben ohne, wenn da ein Bäuchlein ist.

Bei den Jobs treffe ich aber öfter Leute, die einen krassen Kult daraus machen, sich zu disziplinieren. Die meisten Models achten auf ihre Figur und kontrollieren, wie viel Kalorien sie beim Training verbrennen – das ist ja auch nichts Negatives. Aber wenn es zu extrem wird, dann schon. Denen, die richtige Essstörungen haben, merkst du das an, wenn du ihnen nur die Hand gibst. Alles nur noch Haut und Knochen und darunter keine Muskeln. Manche sind so dünn, dass ich sie mit einer Hand umfassen kann, und ich denke mir: Wie krass! Mir persönlich sind die Bohnenstangen im Modelbusiness aber alle zu undefiniert, die könnten ja noch Kinder sein. Hässlich sind sie deswegen natürlich nicht, der Look sieht auf dem Bild gut aus, weil die Sachen darauf zugeschnitten sind. Und die uns einkaufen, interessiert es nicht, wenn die so hager sind, man kann ja alles mit Make-up übertuschen. Ich stehe aber trotzdem eher auf den südländischen Typ, auf richtige Frauen eben. Wenn die Designersachen für die gemacht wären, würde das garantiert auch gut aussehen. Männer allgemein – das sehe ich auch an meinen Freunden – können mit den ganz Dürren nicht allzu viel anfangen. Die wollen Frauen, die erwachsen aussehen und bei denen sie keine Angst haben müssen, dass was kaputtgeht. Wenn ich eine Frau begehrenswert finde, ist sie für mich gleichzeitig schön, ästhetisch und erotisch. Die Ausstrahlung macht natürlich auch viel aus. Menschen mit großer Charakterstärke, die sich trauen, anders zu sein, können besser aussehen als Normalos.

Durch das Modeln habe ich auf jeden Fall einen anderen Blick für Schönheit bekommen, ich betrachte Bilder jetzt mit anderen Augen, eigentlich Kunst generell. Früher hätte ich mir das einfach so reingezogen, heute hinterfrage ich die Stimmung oder untersuche das Licht oder das, was das Model ausdrückt.

Castings finde ich generell nicht so toll, ebensowenig wie Fashionweeks. Zum einen geht ziemlich viel Kohle drauf, weil einem die Anreise natürlich nicht bezahlt wird. Und zum anderen musst du tagelang rumrennen, um ein paar Shows abzugreifen. Am Ende hast du gerade so viel Geld verdient, dass du deine Unkosten decken kannst und vielleicht noch 300 Euro übrig behältst. Außerdem ist so eine Show mit viel Warten verbunden, da hockt man stundenlang rum. Meistens gibt's zum Glück noch Essen. Früher war ich total ungeduldig, aber das habe ich mir abgewöhnt, man kriegt schließlich Geld fürs Rumsitzen. Es ist halt ein Job, den man zu tun hat – und es gibt weitaus beschissenere. Da kenn ich mich aus, denn vom Modeln allein kann ich, wie gesagt, nicht leben und meine Arbeit habe ich in den letzten Jahren öfter mal gewechselt. Was mir wirklich Spaß machte, war der Landschaftsbau. Das war schon ziemlich geil, wie ein Workout, weil ich dauernd schwere Steine wuchten musste. Aber ich hatte dann einen Unfall und jetzt kann ich mich nicht mehr lange hinknien, weil ich danach wie ein alter Sack nicht mehr hochkomme. Ansonsten hatte ich auch schon ein paar Scheißjobs, auf dem Bau und so. Man schuftet den ganzen Tag und ist nach Feierabend so fertig, dass man nichts mehr unternehmen kann.

Meine Freundin ist schon manchmal eifersüchtig, wenn ich mit den vielen weiblichen Models shoote, aber ohne sie wäre ich total aufgeschmissen. Ich rufe sie auch schon mal von London oder Paris aus an, damit sie mir übers Internet den Weg beschreiben kann. Ich komme ziemlich viel rum, vor allem in den Modemetropolen. Aber das ist kein Urlaub, sondern immer mit Arbeit verbunden. Zu Hause ist es deswegen doch am besten, zumindest für mich. Wenn ich für einen Auftrag reise, bin ich ja immer allein und weiß nie, was für Zimmergenossen mich im Modelapartment erwarten. Aber es ist auch spannend, Leute von überallher kennenzulernen.

Sein Leben auf dem Modeln aufzubauen ist total stumpf. Das bringt einem vielleicht was, wenn man jung ist und Party machen und jeden Abend eine andere abschleppen will. Für mich wäre es auch viel schlimmer, ein steifes Bein zu haben, als plötzlich nicht mehr schlank zu sein. Mit einem steifen Bein könnte ich nämlich keinen Spaß mehr haben. Meine Freunde achten nicht auf mein Aussehen, es wäre also kein großes Problem für mich, nicht mehr als attraktiv wahrgenommen zu werden. Denn was wirklich zählt, sind ganz andere Sachen: zum Beispiel, was jemand konstruiert, programmiert, der Nachwelt hinterlässt. Für sein Aussehen kann man ja in den meisten Fällen nix.

STELLA, 16 JAHRE

Ein Schönheitswettbewerb vorm Abschlussball

»Abgesehen von Wimperntusche war ich ungeschminkt, meine Haare hingen in einem losen Pferdeschwanz herum. Und ausgerechnet so lernte mich Basti kennen. Ich hätte fast angefangen zu heulen.«

ERST LETZTENS IM BAUMARKT HABE ICH BASTI WIEDERGESEHEN. Er sieht immer noch gut aus. Und da ist mir die ganze Geschichte wieder eingefallen und eine brennend heiße Röte stieg in mein Gesicht. Er hat mir fast unmerklich zugenickt, ich habe ein ersticktes Hey rausgebracht und bin dann schnell um die nächste Ecke gebogen. Oh Scheiße, war das damals peinlich, ich bin mir sicher, er weiß es noch! Dabei haben wir uns insgesamt nur zweimal so richtig getroffen. Vor zwei Jahren war das, ich war 14 und in der achten Klasse. Ich versuche mal, alles zu erzählen, soweit ich es noch weiß – und leider weiß ich es noch ziemlich genau:

Ich hatte zwei beste Freundinnen Mara und Danielle. Mit denen machte ich echt alles, sie wussten jedes Detail von mir und ich hatte in ihrem Leben voll den Durchblick. Danielle war in der Siebten sitzen geblieben und deswegen schon 15, sie hatte damals bereits neun Jungen geküsst und Mara und ich vertrauten ihr deswegen in allen Männerfragen total. Mara und ich hatten nur mal beim Flaschendrehen kurz was mit Jungen gehabt. Wenn Danielle was von Knutschen und Fummeln erzählte, fühlten wir uns immer etwas unter Druck gesetzt, da mithalten zu können.

Danielle war der Meinung: Typen stehen auf blonde Mädchen, aber nicht zu blond. Entweder muss der Rock kurz sein oder das Shirt tief ausgeschnitten. Beides zusammen wirkt billig. An Schminke darf nicht gespart werden, vor allem die Augen sind wichtig. Wenn man keine Brüste hat, muss mit einem Push-up-BH nachgeholfen werden. Sie gab uns ständig Tipps. Mara notierte sich diese anfangs sogar in einem DIN-A5-Heft. Wir vergötterten Danielles Aussehen, sie war groß und kurvig, aber schlank, und hatte dicke, blondierte Haare. Sie schien mit ihrem Aussehen komplett zufrieden zu sein.

Ich war zwar auch groß, aber leider ein bisschen pummelig, trotzdem waren meine Brüste lange nicht so groß wie die von Danielle. Wie sie hatte auch ich meine Haare gefärbt, zusammen mit Mara über meiner Badewanne, aber das Ergebnis war nicht so großartig, da war ein leichter Grünstich drin und viel splissiger als vorher waren sie nun auch. Damals hätte ich mich nie nackt angeschaut, das hätte mir den ganzen Tag versaut. Auch Freibäder mied ich. Mich vor den Jungen aus meiner Klasse im Bikini zu zeigen, hätte ich ganz schlimm gefunden. Um mich besser zu fühlen, verschlang ich damals tonnenweise Girlie-Zeitschriften, vor allem *Mädchen* und *BravoGirl*. Die Schminkanleitungen befolgte ich ganz ernsthaft. Und die Wie-kriege-ich-ihn-mit-Blicken rum?-Artikel lernte ich gleich auswendig. Ich testete die Instruktionen aber nie wirklich an einem Mann.

Stattdessen probte ich stundenlang für mein erstes Treffen mit Zac Efron. Ich war so verliebt in ihn. Unglaublich! Ich hatte sogar Zac-Bettwäsche. Die zog ich aber nur auf, wenn Danielle nicht vorbeikommen konnte – sie lachte mich wegen meiner Schwärmerei immer aus. Dabei dachte ich an keinen anderen. Irgendwann werde ich ihn schon kennenlernen, redete ich mir ein. Und bis dahin werde ich auch eine perfekte Figur haben … Es war so ein Zwiespalt: Einerseits wollte ich ihn unbedingt gleich bei mir haben und mit ihm all die Dinge tun, die er und Vanessa Hudgens in *High School Musical* tun. Aber andererseits war ich auch ganz froh über die Tatsache, dass es in den nächsten Monaten nicht auf eine Begegnung im wahren Leben hinauslaufen würde. Meine Liebe zu dem Unerreichbaren und meine Realität mit Danielle stellten mich vor ein weiteres Problem: Einerseits wollte ich so sein wie sie, irgendwie schön, begehrt, blond, offensiv. Aber andererseits wollte ich – um meine Chancen bei Zac zu erhöhen – dunkelbraune, lange Locken, eine elfenhafte Figur und ein zuckersüßes Wesen haben, ergo wie Vanessa sein.

Als Danielle mit der Hammernachricht kam, dass sie uns Begleiter für den Realschulabschlussball besorgt hatte, gewann die Realität. Sie hatte einen neuen Freund aus der zehnten Klasse: Mertcan, überhaupt nicht mein Typ, mit silbernem Stein auf dem

Schneidezahn. Und aus Mitleid hatte Danielle ihn gefragt, ob er nicht zwei Jungs wüsste, die sich meiner und Maras erbarmen würden. Denn ohne Partner aus der Abschlussklasse kam man praktisch nicht auf den Ball. Und das war in meinem Kosmos *das* Event des Jahres, ich tickte aus! Mara und ich sprangen im Zimmer auf und ab, knutschten alle Poster ab, hielten uns an den Händen und schrien rum. Und dann wollten wir natürlich wissen, wie die beiden Jungen aussahen. Computer an, *www.onlyparty.de* auf und voilà: Der eine, Piotre, war eklig und echt nicht hübsch. Der andere, Basti, war absolut perfekt. Er hatte kurze braune Haare und wunderschöne Augen, dazu ein Lächeln – halb Macho, halb Traumprinz. Die Picaldi-Hose war ziemlich weit, aber auf seinem Profilbild trug er ein enges weißes Lacoste-Shirt – zum Anbeißen. Während uns Danielle kommentarlos die beiden Profile zeigte, saßen Mara und ich ebenso kommentarlos daneben. Aber auch ohne Worte wussten wir, dass jede in ihrem Kopf ganz laut »Ich will Basti!!!« schrie. Jedoch traute sich keine irgendwas zu sagen. Das würde übelsten Streit geben, ich spürte das sofort. Wir wechselten dann ganz schnell das Thema. Als Mara schließlich nach Hause gegangen war, fragte ich Danielle: »Wer kriegt wen?« Sie verdrehte die Augen und meinte, als ob meine ängstliche Frage vollkommen überflüssig wäre: »Ich denke, das entscheiden die.« – »Aber die wissen ja gar nicht, wie wir aussehen!« – »Irgendwann werden sie in der Schule schon mal zu euch kommen.«

Und von diesem Moment an war mir klar, dass die Ungeschminkt-und-in-Jogginghose-Tage in der Schule nun endgültig der Vergangenheit angehörten. Auch Mara bekam wenig später von dieser Information Wind. Es war nicht zu übersehen, dass uns diese Situation zu Konkurrentinnen machte. Zuvor hatten wir jeden neuen Lipgloss, jeden neuen Lidschatten erst mal gemeinsam ausprobiert, wir waren immer zusammen einkaufen gegangen. Nun kämpfte jede für sich. Mara hatte plötzlich eine andere Frisur, früher hätte sie mich zwei Wochen davor mit Zeitungsbildern genervt und wahrscheinlich wäre ich auch zum Termin mitgegangen, Händchen halten und Magazine lesen.

Danielle war total angepisst von unserem stillen, aber deutlichen Wettstreit und davon, dass wir in der Früh jetzt oft zu spät kamen, weil wir uns erst stylen mussten. Ich glaube auch, deshalb hat sie Mertcan, Piotre und Basti eines Nachmittags einfach ohne Vorwarnung zu einem unserer Treffen eingeladen. Mara und ich sollten zu ihr kommen, sie erwähnte jedoch nicht, dass noch andere Leute da sein würden, und wir hatten auch nicht danach gefragt. Als Mertcan mir die Tür öffnete, hatte ich schon so ein schlechtes Gefühl. Ich ging in Danielles Zimmer und da saßen sie, vor *Two and a Half Men*. Das wurde einer der schlimmsten Nachmittage meines Lebens! Davor war ich eine Stunde joggen gegangen, hatte eine graue, alte, fusselige Sportbaggy und ein verschwitztes grünes T-Shirt an. Abgesehen von Wimperntusche war ich ungeschminkt, meine Haare hingen in einem losen Pferdeschwanz herum. In diesem Zustand kennen mich echt nur meine näheren Familienmitglieder, der Typ vom Kiosk um die Ecke und Danielle und Mara. Und ausgerechnet so lernte mich Basti kennen! Ich hätte fast angefangen zu heulen. Nachdem ich allen etwas kurz angebunden Hallo gesagt hatte, verschwand ich schnell in Danielles Bad. Es war allerdings nicht viel zu retten. Ich spritzte mir etwas Wasser ins gerötete Gesicht und kämmte mir die strähnigen Haare. Das Puder, das ich mir draufmachte, war in Danielles Hautton, also zu dunkel für mich, weshalb ich es wieder entfernen musste, danach war ich noch röter. Wenigstens Lipgloss fand ich, aber das machte das Gesamtbild auch nicht besser. Ich wollte gar nicht mehr raus aus dem Bad, aber Danielles Dad wollte rein, also musste ich – wohl oder übel. Der Eindruck, den ich auf Basti machte, war nicht nur äußerlich kein besonders guter: Vermutlich wirkte ich extrem verschlossen, kurz angebunden und zickig. Während wir so dasaßen, versuchte ich ständig, mein Gesicht hinter den Haaren oder einem Kissen zu verbergen, und nebenbei hoffte ich so sehr, dass auch Mara im Gammellook aufkreuzen würde. Wie so oft wurde meine Hoffnung enttäuscht. Sie war zwar auch nicht so aufgestylt wie in der Schule. Und als sie hereinkam, signalisierte ihr Blick eindeutig, dass auch sie über die Anwesenheit weiterer Personen überrascht war. Aber sie sah dennoch viel besser aus als ich: Ihre Haare waren schön glatt, sie trug natürlich keine Sportklamotten, sondern ein hübsches goldschwarzes Kleid, und das Make-up war noch gut erhalten und nur ein bisschen bröckelig. Aber sie trug wenigstens welches! Ich hatte verloren, das war mir klar. Basti und Piotre beschäftigten sich die ganze Zeit nur mit ihr, sie lachten und neckten einander. Es ist so ekelhaft: Wenn Jungs auf ein Mädchen abgehen, dann fangen sie an, es zu ärgern. Das läuft immer unweigerlich auf Berührungen hinaus. Zum Beispiel klaut er seiner Angebeteten die Jacke oder kitzelt sie oder er sagt irgendwas halbwegs Böses über sie, was sie mit einem übertriebenen Schmollmund quittiert, woraufhin er es mit tausend Komplimenten wiedergutzumachen versucht. Dabei war es von Anfang an seine Absicht, ihr möglichst viele Komplimente zu machen, ohne dass es zu offensichtlich als Anmache rüberkommt.

Irgendwann saß Mara auf Bastis Schoß. Er hatte ihr immer die Sicht auf den Fernseher verstellt, weshalb sie ständig gespielt auf und ab und hin und her gesprungen war. Bis sie ihm zuletzt mit diesem grausamen Kleine-Mädchen-Flirtblick angedroht hatte: »Dann muss ich mich vor dich stellen.« Was er mit einem einladenden Blick auf seinen Schoß beantwortet hatte. Da war es für mich vorbei! Dass ich mit irgendeiner Ausrede ging, störte irgendwie keinen. Nur Danielle, die gerade mit ihrer Zunge an Mertcans Backenzähnen hing, winkte mir mit geschlossenen Augen zu.

Ich rannte nach Hause und weinte erst mal über eine Stunde lang. Dann hörte ich mir die traurigsten *High School Musical*-Lieder an und schob meine erste fette Lebenskrise. Eigentlich ist das Fansein total beschissen, jetzt mal ganz im Ernst. Die großen

Teenieschwärme labern ja immer, mit wie viel Freude es sie erfüllt, dass sie die Fans so glücklich machen können, blablabla. Aber eigentlich sind die Fans von männlichen V.I.P.s nie wirklich glücklich, eher im Gegenteil. Sie sind *unglücklich* verliebt! Mittlerweile weiß ich auch, wie es ist, in einen echten Jungen verliebt zu sein, und die beiden Gefühle unterscheiden sich nicht allzu sehr. Nur in einer Sache: Ein echter Junge kann dich noch mehr verletzen. Dazu hat ein Star keine Chance. Außerdem kann man sich bei ihm immer einbilden, dass er einen nicht ablehnen würde, sollte man ihn jemals treffen. Und auf dieses Treffen arbeitet man ständig hin, schafft es jedoch nie – und wenn, dann höchstens für ein dreiminütiges unpersönliches Meet and Greet. Die wirklich bösen Menschen auf dieser Welt sind nicht nur bärtige Terroristen und raffgierige Konzernchefs. In diese Reihe gehören auch die Leute hinter den Teeniestars, die rücksichtslos einen perfekten Mann kreieren und damit die Gefühle von Millionen Mädchen manipulieren und ihnen grausames Herzweh bereiten. Und keiner tut was dagegen!

An jenem Abend nach meinem desaströsen Auftritt vor Basti beheulte ich die ganze Welt. Ich dachte, es hätte noch nie jemand so sehr gelitten wie ich. Dabei hatte ich mich gar nicht mal in ihn verknallt, als ich ihn zum allerersten Mal gesehen hatte – auf einem unscharfen Spiegelpic mit grellem Blitz auf Brusthöhe. Aber ich hatte mich inzwischen so sehr reingesteigert, mit ihm und nicht mit Piotre auf den Ball zu gehen, und dafür mein Bestes gegeben. Aber das war eben nicht genug gewesen!

Als mir Danielle am nächsten Tag erzählte, dass Basti zu Mara noch gar nichts gesagt hatte, fasste ich neuen Mut. Ich hatte noch eine Chance. Bis zum Ball waren es noch drei Wochen. Also Zeit für eine Hardcore-Diät. Ich trainierte jeden Tag. Und außer einem Müsli zum Frühstück, einem Apfel zum Mittag und manchmal einem Joghurt am Abend aß ich gar nichts mehr. Als ich nach einer Woche aber nur ein Kilo weniger wog, war meine Motivation irgendwie dahin. Ich hatte damals noch gar keinen Begriff vom Abnehmen und dachte, mit meinem strengen Speiseplan müsste mindestens ein Pfund am Tag runtergehen. Jeder, der schon mal versucht hat, in einem kurzen Zeitraum viel Gewicht zu verlieren, kennt dieses Gefühl der Ausweglosigkeit. Man weiß, dass es keine Möglichkeit gibt, dem eigenen Hüftspeck zu entrinnen. Obwohl man ahnt, dass das Vorhaben zum Scheitern verurteilt ist, versucht man es trotzdem. Doch alles in allem zieht einen das Wissen, dass die Tortur vergeblich ist, noch mehr runter.

Am Tag des Balls war ich jedenfalls mit meinen Nerven ziemlich am Ende und Mara schien es nicht viel anders zu gehen, denn Basti hatte sich immer noch nicht entschieden. Er und Piotre konnten sich nicht einigen, wer mit Mara gehen durfte und wer mich nehmen musste. Das ist die Erklärung, die wir später bekommen haben – ein Stich.

Bei Orsay hatte ich mir ein blaues Kleid für den Abend gekauft. Reduziert auf sechzig Euro – immer noch ganz schön viel! Trotz der ganzen Beauty-Vorbereitungen fühlte ich mich ziemlich hässlich. Mein großer Bruder fuhr mich mit dem Motorrad hin, was darüber hinaus meine Haare ruinierte. Ich war zu früh da. Danielle, Mara und unsere Begleiter waren noch nicht am Treffpunkt.

Die Mädchen aus der Abschlussklasse sahen alle so viel besser aus, sie hatten schönere Kleider und Körper. Und ihre Blicke waren ziemlich eindeutig: »Was will denn das Kind hier?« Klar, das habe ich mir bei den Achtklässlerinnen, die später auf meinem eigenen Abschlussball aufgetaucht sind, auch gedacht. Solche Kinder, was wollen denn unsere Typen mit denen?

Und dann kamen sie – zuerst Mara und Danielle und dann die drei Jungs. Alle drucksten herum, bis Mertcan mit Danielle im Arm in die Runde rief: »Jo, ihr Penner, gehen wir jetzt rein oder was?« Mein Herz blieb stehen: Basti griff nach Maras rechtem Arm und gleich danach schnappte sich Piotre den linken. Für einen Sekundenbruchteil sahen sich die beiden Jungs in die Augen, dann ließ Piotre los, schlang seinen Arm um mich und zuckte mit den Schultern. Ich weiß nicht genau, was in diesem Moment in mir vorging, aber ich glaube, es brach eine Welt zusammen, obwohl ich mir nichts anmerken ließ. Die ganze Mühe, das Fasten, die Anstrengung – alles umsonst! Sie fanden Mara hübscher als mich. Sogar der hässliche Piotre wollte mich nicht.

Wir gingen hinein. Der offizielle Teil war schon vorbei, aber es waren noch ein paar Eltern da. Dennoch legte bereits ein DJ auf und Nebel kroch den Boden entlang. Wir setzten uns an einen Tisch und schwiegen erst mal eine Runde. Dann forderte Basti Mara zum Tanzen auf und Piotre verschwand einfach. Oh ja, scheiß Augenblick, Leute! Ich fühlte mich wie die hässlichste Kröte auf der ganzen Welt. Mindestens eine Stunde lang saß ich da und wollte einfach nur sterben. Na ja, nicht wirklich, wenn da 'ne Pistole rumgelegen hätte, die hätte ich mir bestimmt nicht an den Kopf gehalten. Aber ich wollte, dass alles vorbei ist, dass ich sofort 25 bin, große Brüste, einen knackigen Arsch und einen geilen Freund habe! Was sonst aus mir werden würde, war mir so was von egal. Ob Hartz IV oder was weiß ich – total unwichtig.

Als Mara ohne Basti zurückkam, brach es aus mir heraus. Ich beleidigte sie und warf ihr alles Mögliche vor und sie stieg darauf ein. Wir bitchfighteten uns mächtig! Nach und nach scharten sich die Älteren um uns und johlten und riefen so Sachen wie »Schlammcatchen!«. Die verarschten uns komplett. Und dann machte ich was richtig Peinliches. Ich schrie die Umstehenden an und fragte sie, wer von uns beiden die Heißere wäre. Die Meinungen gingen ziemlich auseinander, nur der Kommentar: »Beides Hackfressen!« ist mir im Gedächtnis geblieben.

Kurz darauf kam Basti zurück und all seine Freunde lachten ihn aus, als er – etwas entgeistert – zwischen uns ging. Er sagte nichts, versuchte nur, Mara wegzuziehen. Sie wirkte irgendwie aufgelöst, ängstlich und belegte ihn wegen irgendwas. Am Ende kam raus, dass Piotre sie hatte küssen wollen, während Basti kurz auf dem Klo gewesen war. Jedenfalls versuchte Basti, ganz ruhig mit uns zu sprechen, aber ich war total wütend. Schließlich – oh nein – schlug ich ihn oder ... ich weiß nicht genau, wie man das nennen kann. Mit der rechten Schulter voran warf ich mich auf ihn. Jedenfalls sah das wohl unglaublich bescheuert aus, wie mir Danielle die Situation in der Zeit danach nur allzu gern mit Lachtränen in den Augen beschrieb. Nach meiner Ganzkörperaktion lagen wir beide am Boden. Ich sprang dann auf und rannte raus.

Am Montag danach war ich echt krank. Aus Angst, jemand könnte mich in der Schule darauf ansprechen. Aber zum Glück waren wir die einzigen Achtklässler auf der Party gewesen und Danielle hatte Mara verboten, krass über mich abzugehen.

Für mich steht bei meinem Aussehen heute nicht im Vordergrund, einen eigenen Style zu entwickeln. Diese dürren Tussen mit den Omabrillen, Bergstiefeln, Häkeljäckchen und Boyfriendhosen, die ihre Nasen immer in der *Vice* stecken haben, sich mit ihrer Spiegelreflexkamera fotografieren und sich dabei total »individuell« fühlen, finde ich absolut daneben. Die sehen in ihren Klamotten einfach nicht sexy aus, dabei ist das doch eigentlich der einzige Zweck, den das ganze Aufstylen verfolgen sollte.

Mit Mara habe ich mich bis heute nicht vertragen. Wir grüßen einander zwar, aber insgeheim lästert jede über die andere: »Ih, wie sieht denn ihr neuer Freund aus! Uah, bescheuerte Frisur! Äh, hässliches Kleid! Oh, üble Aktion letztens!« Mit Danielle habe ich auch nicht mehr viel zu tun, wir haben uns auseinandergelebt. Sie sieht fertig aus, verbraucht. Aber ich will nichts sagen, wahrscheinlich sehe ich auch nicht besser aus. Mir sind Äußerlichkeiten auch gar nicht mehr so wichtig. Zumindest würde ich garantiert nicht noch mal eine jahrelange Freundschaft aufs Spiel setzen, nur um mit einem einigermaßen hübschen Jungen eine Veranstaltung besuchen zu dürfen.

HANNES, 18 JAHRE

So eine fette Biene übersieht keiner

»Solange ich denken kann, bin ich anders als die anderen. Damit meine ich, dass ich doppelt so breit bin.«

IHR KENNT BESTIMMT ALLE DIESE GANZ SPEZIELLEN DICKEN JUNGS!? Oft sind sie in Teeniefilmen die besten Freunde der Hauptdarsteller. Ein paar Beispiele: Miles Jenner, der beste Kumpel von RJ Berger, Josh, der dicke Bro' von Drake, und natürlich Jonah Hill, der kleine Fettsack für alles – *Männertrip*, *Superbad*, *S.H.I.T.*, *Beim ersten Mal.* Sie sind die Typen, über welche die Zuschauer am herzlichsten lachen, weil sie entweder nie ein Mädchen abkriegen oder sich – wenn das doch mal der Fall ist – ganz besonders dämlich anstellen. Die nach einer durchzechten Nacht nicht wie der Rest der Freunde neben einem nackten Doppel-D-Traum aufwachen, sondern in Homer-Simpson-Boxershorts mit dekorativen Eddingtattoos in Penisform, die auf dem ganzen Körper verteilt sind. Ich weiß auch nicht genau, wie es zusammenhängt: Werden die überlustigen Charaktere mit Veranlagung zum Bierbauch geboren oder passt man sich dem bestmöglichen Image an, wenn man fett ist? Und das bestmögliche Image ist nun mal das des Party-crashenden Comedians?

Solange ich denken kann, bin ich anders als die anderen. Damit meine ich, dass ich doppelt so breit bin. Wenn man sich Grundschulfotos von mir anschaut, ist die Ähnlichkeit mit Jake Harper aus *Two and a Half Men* schon gravierend. Nur dass meine Wangen noch voller waren. Die perfekte Angriffsfläche für die Wurstfinger alter Tanten – wobei mir eigentlich immer *alle* in die Wangen kniffen, nicht nur die alten Tanten. Die Riesendinger übten wohl eine unerkannte Faszination aus!

Nur weil ich auf Kindergeburtstagen nie von einer gewöhnlichen Portion Süßigkeiten satt wurde und im Freizeitpark manche Geräte nicht fahren konnte, weil der Gurt nicht passte, wurde ich nicht ausgegrenzt oder gemobbt. Klar gab's mal Lacher, wenn ich mich im Sportunterricht über den Barren hieven sollte. Aber die waren nie böse gemeint. Ich wohne in einem Dorf, in dem jeder jeden kennt, das ist echt so. Man spielt seit der Geburt zusammen, da akzeptiert man einander so, wie man ist! So bis zwölf war ich deshalb auch total glücklich mit mir und meinen Rettungsringen. Na ja, der Ausdruck »Glück« ist vielleicht ein bisschen zu überschwänglich, sagen wir es so: Sie haben mich nicht gestört! Aber meine Eltern, die haben sie gestört. Beide sind eher normalgewichtig und durchaus sportlich. Meine Geschwister auch. Dass ich mich partout nicht für den Skiurlaub begeistern konnte, war für sie schwer zu verstehen. Meine sportliche Restmotivation wurde in der Schule schließlich vollständig zerstört. Ich meine, der Schulsport ist generell ein wenig überholungsbedürftig, da gibt es gar nichts zu diskutieren. Ich kenne auch viele durchtrainierte Leute, die derselben Ansicht sind. Für mich war er die reinste Qual! Wir mussten eineinhalb Stunden im Kreis rennen, mysteriöse Ballspiele bewältigen und unlustige Spielchen spielen. Aber das Schlimmste war, dass unser Lehrer Hasstiraden von sich gab, die uns gegeneinander aufhetzen sollten. Es gab keine Aufgabe oder Übung, bei der wir nicht in mindestens zwei feindliche Lager aufgeteilt wurden. Und dann schritt er vor den zwei Reihen auf und ab und »motivierte« uns, indem er vor der einen Seite jeden Einzelnen aus der anderen Mannschaft schlechtmachte. Es gibt ja diesen Spruch: »Kinder können grausam sein.« Aber manchmal sind sie auch viel humaner, als ihnen zugetraut wird, und – wie in meinem Fall – viel klüger. Dieser Typ schaffte es einfach nicht, uns gegeneinander aufzubringen. Irgendwann begann er jedoch damit, mich als kriegsentscheidendes Objekt anzusehen. Ich wurde nicht mehr nach regulärem Schema einer Gruppe zugeteilt, sondern immer erst ganz zuletzt der Mannschaft zugeschoben, die nach der Meinung des Lehrers die besseren Spieler abbekommen hatte – ich war quasi eine zusätzliche Erschwerung für die Guten. Und dann ging's los: »Seht ihr den Fettie da drüben? Jetzt ist es doch wohl kein Problem mehr, die zu besiegen.« Oder: »Das schafft ihr doch wohl noch, die Kugel da auszuschalten!?« Noch schöner war nur: »Da seht ihr, warum Sport ein Pflichtfach an deutschen Schulen ist.« Aber auch das Schuljahr, in dem ich als wandelndes schlechtes Beispiel diente, überstand meine Psyche gut, was ich wahrscheinlich dem Umstand zu verdanken habe, dass mich meine Kumpels immer heldenhaft verteidigten. Bis heute hält sich meine Begeisterung für alle Arten von Masseverschiebung in Grenzen.

Meine Mom ahnte schon früh, dass ich dick bleiben würde, und setzte mich deshalb mit sieben zum ersten Mal auf Diät. Na gut, das war nicht allein die Idee meiner Mutter, der Kinderarzt hatte ihr diesen Floh ins Ohr gesetzt. Heute kann ich sie verstehen, aber damals fand ich das einfach nur scheiße. Ich verweigerte mich der ganzen Aktion komplett und aß mit Absicht noch mehr – abseits ihrer Low-Fat-Mahlzeiten. Nur eine der Diäten war etwas effektiver, da war ich so etwa 13 und wurde ins Abnehmcamp geschickt. Dort waren insgesamt dreißig Teenager zwischen zwölf und 16 Jahren, Jungs und Mädchen. Sechs Wochen lang, also während der Sommerferien, mussten wir da rumgammeln und Gewicht verlieren. Es hieß: Wer den Nahrungsplan dreimal verletzt, fliegt raus. Ob die Verantwortlichen das wirklich gemacht hätten, wage ich im Nachhinein stark zu bezweifeln. Damals fühlten wir uns aber wie Schwerverbrecher, die mit Drogen dealten, wenn wir die eingeschmuggelten Lollies, Gummibärchen und Kekse in unseren Hütten heimlich hinunterschlangen oder gegen anderes Essen tauschten.

Eigentlich war es in diesem Camp ziemlich gut, wir spielten coole Spiele, viel bessere als in der Schule, und kochten jeden Tag zusammen. Bis auf einen 16-Jährigen, der 150 Kilo wog und mit niemandem redete, waren alle ganz offen. Wenn man jünger ist und unter solchen Umständen zusammenkommt, fällt das Schließen von Freundschaften nicht schwer. Am vorletzten Abend im Camp ließen wir dann so richtig die Sau raus. Um 21 Uhr schlich ich mich mit meinen sieben Zimmergenossen aus dem Haus. Der Gruppenraum lag außerhalb des Gebäudes mit den Schlafräumen, in einer separaten Hütte. In der hatten wir zuvor extra ein Fenster offen gelassen, durch das wir uns nun hineinzwängten! Als

Musik gab's nur einen DJ-Bobo-Sampler, der dann auch die ganze Nacht durch lief. Ein Junge aus meinem Zimmer präsentierte uns triumphierend die Nummer eines örtlichen Pizzaservices auf dem Handydisplay. Wir waren echt versucht, beim Anruf dort zu sagen: »Einmal alles, bitte«, aber wir hatten nur fünfzig Euro und baten den Russen am Telefon deshalb, uns dafür einfach so viel wie möglich zu schicken. Nachdem wir aufgelegt hatten, hatten wir die Befürchtung, dass er uns möglicherweise nur Salat vorbeibringen würde, also riefen wir gleich noch mal an und brüllten ins Handy: »Alles für fünfzig Euro, aber nichts Gesundes!« Das Gefühl, nach sechs Wochen endlich wieder geschmolzenen, überfettigen Käse im Mund zu haben, war das Göttlichste, das ich bis dahin erlebt hatte! Wir hätten uns am liebsten in den Kartons gewälzt. Meine Güte, so ist das Paradies! Ein Junge, mit dem ich mich im Camp ganz besonders eng angefreundet hatte, fand dann durch Zufall einen ganzen Stapel alter *Bravo*-Hefte in einem Schrank. Auf die haben wir uns schließlich gestürzt. Wenn einer bei Dr. Sommer etwas fand, was mit dem Thema Gewicht zu tun hatte, wurde es laut vorgelesen, die Expertenantwort ging aber immer in unserer Lache unter. Einige von denen im Camp waren echt unzufrieden mit ihrem Körper. Sie ekelten sich vor ihrem eigenen Fleisch und hatten teilweise einen echt tiefen Selbsthass. Aber an diesem Abend, in diesem Raum, mit einer leckeren Pizza in der Hand oder Tortellini auf der Gabel war auch denen alles so was von scheißegal. Sie waren einfach nur glücklich. Damals fand ich es schlimm, wie sich Leute ihr Leben von der Anzeige auf der Waage ruinieren lassen. Warum sie sich so um ihre Kilos sorgten, konnte ich lange nicht verstehen. Heute weiß ich es besser. Wenn in den Medien vom FdH-Lifestyle und dem Schönheitswahn die Rede ist, werden immer viele Gründe angegeben, die Menschen dazu bringen, dass sie schlank und schön sein wollen: Gesundheit, Modelvorbilder, Signale, die das Vorhandensein oder eben Nicht-Vorhandensein von Selbstdisziplin ausdrücken, psychische Probleme und Schwierigkeiten mit anderen Menschen ... Aber der am allerhäufigsten vorkommende Grund ist viel simpler – jetzt mal aus Jungssicht: Die hübschen Mädchen stehen einfach nicht auf dicke Typen! Und das ist traurig, aber wahr! Das ist auch der einzige Punkt, weshalb ich echt mit mir hadere. Und wenn jetzt wieder all die Schlaumeier daherkommen mit ihrem: »Wenn du dich so liebst, wie du bist, wirkst du auch auf andere attraktiv«, dann packt mich dieses Zucken in der rechten Faust. Es macht mich wütend, wenn Ahnungslose ablabern und von inneren Werten schwafeln. Auch ich bevorzuge Jessica Alba und Frauen wie Susan Boyle landen auf meiner Hotness-Skala, ehrlich gesagt, ganz weit hinten ... eigentlich kommen sie gar nicht vor. Und darin besteht das Dilemma. Ich persönlich finde mich zwar nicht unästhetisch. Aber welches heiße Mädchen will schon im nüchternen Zustand Sex mit einem Typen haben, der größere Titten als es selbst hat? Wenn da kein ganz besonders gruseliger Fetisch vorliegt, stehen meine Chancen eher schlecht. Und egal, wie teuer meine Klamotten sind, an mir sehen sie einfach nicht so gut aus wie das H&M-Zeug an meinen Kumpels.

Aber ich schaffe es einfach nicht abzunehmen, mittlerweile habe ich es aufgegeben. Gerade bin ich bei knapp neunzig Kilo bei 1,85 Meter. Natürlich wäre es mir lieber, von jetzt auf gleich einen Topkörper zu haben. Aber der Weg dahin ist so überaus anstrengend, das können sich dünne Menschen gar nicht vorstellen. Ich will mich jetzt nicht mit doofen Genen rausreden. Ich gebe es zu: Ich esse einfach zu viel. Jeder hat halt seine Laster. Die einen spielen zu viel *World of Warcraft* oder rauchen und ich liebe halt das Essen. Als ich klein war, wollte ich auch nie Feuerwehrmann oder Spiderman werden, mein Traumberuf war Koch. Momentan habe ich da aber keinen Bock mehr drauf – die Arbeitszeiten sind mir zu unflexibel. Nach meinem FOS-Abschluss werde ich wohl irgendwas in Richtung Lehrer machen. Am Anfang habe ich mir überlegt, ob das Fach Hauswirtschaft was für mich wäre, aber ich kann ja schlecht meinen Bauch durch die Tür schieben und verkünden: »Achtet auf eure Ernährung!«

Nun aber noch mal zurück zum Thema Mädchen: Sie nehmen mich einfach nicht wahr, zumindest nicht als männliches Objekt. Ansonsten bin ich nicht zu übersehen, optisch wie charakterlich! Auch meine Freunde sehen mich in keinster Weise als Konkurrenz. Ich hatte mal was mit der Freundin meines besten Kumpels. Dichter als sie war nur noch ich. Das Ganze ging höchstens fünf Sekunden lang und wurde von den diabolischen Animationen ihrer Freundin motiviert. Am nächsten Tag plagte mich mein schlechtes Gewissen. Ich dachte echt, jetzt hätte ich meinen besten Freund für immer verloren. Doch er zeigte sich keine Spur beleidigt! Als ich ihn irritiert darauf ansprach, meinte er nur grinsend: »Guten Freunden gibt man ein Küsschen!« Zwei Wochen später machte er mit seiner Freundin Schluss, weil sie mit 'nem anderen Kerl rumgemacht hatte! Die ganze Sache war anscheinend auch nicht länger als fünf Sekunden gegangen, aber der andere war dreißig Kilo leichter als ich und bestand praktisch nur aus Muskeln. Sollte mich das bedrücken?

So im Freundeskreis ist mein Aussehen echt nicht das große Thema, wie gesagt, die nehmen mich, wie ich bin. Aber bei Fremden merkt man manchmal, auch durch ihre Freundlichkeit hindurch, dass sie es einem so ein kleines bisschen zum Vorwurf machen, wenn man dick und einigermaßen zufrieden damit ist. Weil *sie* sich anstrengen, um normgerecht schön zu sein. Und wenn dann einer daherkommt, der gar nichts für einen flachen Bauch tut und nicht vom ständigen Kampf mit den Pfunden seelisch gezeichnet ist, dann empfinden die das, glaube ich, als Ungerechtigkeit. Ich meine, es ist schon richtig scheiße, in unserer Gesellschaft dick zu sein. Aber ich versuche halt, das Beste daraus zu machen, auch wenn das grundsätzlich nichts daran ändert, dass ich in den Augen der meisten Leute hässlich bin. Ich habe mich schon mit dem Gedanken abgefunden, für immer dick zu sein.

Und bei Männern ist das ja auch oft nicht ganz so schlimm wie bei Frauen. Spätestens mit Ende dreißig gehöre ich schon nicht mehr zu den Ausnahmefällen, da bin ich mir relativ sicher. Und dann finde ich auch eine Frau. Meine Kumpels meinen sowieso, dass die hässlichsten Kerle oft die schönsten Mädchen bekommen. Wäre cool, wenn sie Recht behalten.

Was ich jetzt sage, soll nicht eingebildet daherkommen: Ich mache die Menschen glücklich. Für einen Moment vertreibe ich mit ein paar furchtbar schlechten Witzen den ganzen Herzmist, die Schulprobleme, die Elternstreitereien. Mit guten Freunden kann ich auch sehr eingehend über ernste Themen reden, aber was der Rest an mir liebt, ist dieses ... ich kann es echt nicht beschreiben ... ich bin halt ein echter »Pardyhorschd«! Es gibt kaum einen Spaß, für den ich nicht zu haben bin. Es ist überhaupt schön, dass sich die Leute freuen, wenn ich auftauche. Mir ist klar, dass ich so einen Running-Gag-Charakter habe und dass viele Leute bei der Erwähnung meines Namens ablachen, wenn ich nicht anwesend bin. Das stört mich aber nicht, weil es auf eine Art liebevoll gemeint ist. Es nennen mich auch alle nur Hagge, weil ich immer so hackevoll bin. Genauer gesagt, weil einer meiner Kumpels mal in der Früh um vier auf einer Feier nach mir suchte. Da lag ich irgendwo unter einem Sofa – wie ich da überhaupt hingekommen bin, fragen sich meine Freunde bis heute. Auf jeden Fall schrie ihm dann einer, der auch schon nicht mehr so richtig deutsch reden konnte und der mich nicht kannte, zu: »Meins du den ein'n, der so voll hagge is?« Und bei der Erwähnung des Wortes »hagge« wurde ich wach und hob meine Hand. Seitdem wird mir unterstellt, nur auf »Hagge« zu hören. Und irgendwie mag ich den Namen. Eine Freundin sagte mir mal, dass sie sich auf einer Party immer geborgen fühlt, wenn ich da bin. Wenn Hagge da ist, geht immer was und deshalb bin ich auch überall eingeladen!

Alta, hab ich schon Aktionen gebracht ... Das Krasse ist, dass ich auch so extreme Sachen am Start habe, wenn ich nicht mal aktiv was tue. Ich bin zum Beispiel berühmt dafür, an den unmöglichsten Orten einzuschlafen. Deshalb vergaßen mich meine Kumpels auch schon mal bei *Rock am Ring* in der Dixietoilette. Ich war als Biene verkleidet auf dem Zeltplatz Bier schnorren gegangen. Meinem Kumpel hatte ich noch gesagt: »Jo, Mann, ich geh schnell pissen!« Bis ich die Toiletten gefunden hatte, war jedoch gut Zeit vergangen, und als ich dann so dasaß – ich hatte natürlich schön säuberlich Papier auf die Klobrille gelegt, so wie Mama mir das beigebracht hatte –, war es da so schön warm und gemütlich und ich pennte einfach weg. Als ich nach ein paar Stunden aufwachte, war es schon hell. Ich verließ mein Nachtquartier und ging zurück auf den Platz. Aber meine Leute waren nicht mehr da! Da waren nicht mal mehr meine Sachen. Ziemlich panisch suchte ich alles ab, 300 Meter von meiner Zeltstätte rief mir dann ein völlig Fremder zu: »Beim Auto!« Wie ein Irrer rannte ich dann im hinderlichen Bienenkostüm zu den Parkplätzen. Und da standen sie seelenruhig und packten unser Zeug in den Wagen. Ich, ein bisschen säuerlich: »Ey, geil, und was wäre mit mir gewesen!?« Und dann sagte einer meiner Kumpels ganz entspannt: »Wir haben doch allen Leuten gesagt, dass sie dich zu den Autos schicken sollen!« Aha. »Und woher sollten die wissen, wer ich bin?« – »So eine fette Biene übersieht keiner!«

FRANZISKA, 19 JAHRE

Alle Schönheit wird aus Sehnsucht gemacht

»Schönheit ist eine Sache des Augenblicks, sobald man sie der Zeit aussetzt, verliert sie ihr einzigartiges Strahlen und die Gewöhnlichkeit des Alltags beschmutzt sie.«

EIN KLEINES, WARM AUSGELEUCHTETES ZIMMER, IRGENDWO IN PARIS. Und durch das Fenster hinter roten Blumen in schwarzen, verzierten Metalltöpfen sieht man eine Frau. Sie steht vor einem goldenen Standspiegel und knöpft langsam ihr Kostüm auf. Sie hat sonnengebräunte Haut und endlos lange Beine, die in schwindelerregend hohen, schwarzen Peeptoes enden und dazu einladen, über die zarte Haut zu streifen. Sie trägt eine schwarze Korsage und Strapse, ihre Brüste sind mittelgroß und wölben sich in den Cups. Ihre Augen sehen unschuldig aus, aber ihr großer, breiter Mund ist rot geschminkt und zweideutig geöffnet und ihre Bewegungen haben etwas Gefährliches. Die langen, dunkelbraunen Haare fallen in Locken über den Oberkörper. Sie fährt mit ihren Händen von der Hüfte über die Taille bis hoch zum Dekolleté und in dem Moment, in dem ihre Finger mit den rot lackierten Nägeln das Schlüsselbein erreichen, blickt sie dich durch das Fenster an, erschrocken, aber mit einem verräterischen Blitzen in den Augen. Und du erkennst: Sie hat die ganze Zeit gewusst, dass du ihr zusiehst!

Das ist mein Lieblingsfilm, der in langweiligen Französischstunden, auf endlosen Zugfahrten oder öden Familienfeiern in meinem Kopfkino läuft. Und er bringt so ziemlich alle meine erotischen Wünsche, ästhetischen Vorstellungen und das, was ich unter Schönheit verstehe, auf den Punkt. Und ich habe diese Szene schon echt vielen Jungen beschrieben, in ehrlichen Gesprächen, und sie alle konnten – mit individuellen Variationen – diesen Traum nur zu gut nachvollziehen …

Der Vorteil, wenn man auf Frauen steht, ist, dass man sich mit den besten Kumpels immer über sie unterhalten kann. Eigentlich kann ich auch nur mit meinen männlichen Freunden darüber reden. Mädchen bekommen bei diesem Thema oft einen verständnisvollen Gesichtsausdruck, der absolute Toleranz signalisieren soll, aber irgendwie aufgesetzt wirkt. Sie befürchten, ich würde mich in sie verlieben. Lächerlich, Frauen, die auf Männer stehen, werfen ihr Herz ja auch nicht jedem männlichen Wesen hinterher, das ein paar Worte mit ihnen wechselt. Ich weiß das, weil ich früher auch auf Männer stand. Na ja, zumindest versuchte ich, auf sie zu stehen! Das lag vor allem daran, dass ich seit meinem dreizehnten Lebensjahr wirklich oft von Jungen angemacht wurde. Und die Gelegenheiten nicht zu nutzen kam mir wie eine Verschwendung vor, auch weil ich nicht wusste, dass die Attraktivität, die Jungen auf mich ausübten, nur zum Bruchteil dem entsprach, was andere Mädchen für dieselben Jungen empfanden. Meiner eigenen Ausstrahlung war ich mir damals auch überhaupt noch nicht bewusst. Ich hatte und habe lange splisslose blonde Haare, mit denen die Jungen gern rumspielten, und einen weiblichen Körper, mit dem sie gern rumgespielt hätten. Um ganz genau zu sein: Meine Maße sind 98-65-96. Ich habe mal bei einem Kunstprojekt mitgemacht, da haben die das ausgemessen.

Die Frage, ob ich meinen Körper mag oder nicht, kann ich nicht eindeutig beantworten. Einer meiner grundlegenden Charakterzüge ist, dass ich immer nach Perfektion strebe! Und der überwiegende Teil der Menschen ist nun mal nicht perfekt, irgendwas fällt mir immer negativ auf. Um mal ein paar meiner Makel aufzuzählen: Ich habe fleckige Haut, zu breite Knochen und hässliche Daumen. Der Gedanke, niemals dem eigenen Wunschbild entsprechen zu können, ist äußerst unbefriedigend. Und ich glaube, dass es ganz tief in manchen Menschen drin ist, nach Schönheit zu suchen. Es gibt nichts Faszinierenderes, nichts, das man so wenig hinterfragt, und nichts, wovon man sich so gern blenden lässt, ja eigentlich sogar blenden lassen will. Aber Schönheit ist eine Sache des Augenblicks und sobald man sie der Zeit aussetzt, verliert sie ihr einzigartiges Strahlen und die Gewöhnlichkeit des Alltags beschmutzt sie. »Ach, wie der Mensch aus Erde gemacht ist und wieder zur Erde wird, so ist alle Schönheit aus Sehnsucht gemacht und wird wieder zu Sehnsucht. Wir jagen ihr nach, bis sie zur Sehnsucht wird.« Das sagte der deutsche Schriftsteller Walter

Flex und ich denke, er dachte genauso wie ich. Aber ebendiese Sehnsucht und die Zerbrechlichkeit sind das Spannendste an der Schönheit.

Wenn ich eine Fotografie oder eine Filmszene oder einen ganz spontanen Gesichtsausdruck bei meinem Gegenüber sehe, packt mich gelegentlich dieses Gefühl, mit den Fingerspitzen ganz sanft über die Linien und Formen fahren zu wollen. Das, was ich als schön empfinde, strahlt meistens Arroganz oder Verletzlichkeit aus. Marion Cotillard ist zum Beispiel so wunderschön und zerbrechlich: Ihre schwermütigen Augen sind unglaublich verfänglich, weil man über jegliche Distanz hinweg ihren Schmerz mitzufühlen glaubt und für ein paar Sekunden, Auge in Auge, fest davon überzeugt ist, noch nie etwas Vollkommeneres gesehen zu haben. Aber auch hochmütige Lippen und dieser ganz spezielle Ausdruck von Selbstsicherheit wirken sehr fesselnd auf mich. Ich werde nie diese eine Stelle in *Fight Club* vergessen, in der die Kamera so verlangend auf Helena Bonham Carter in einem klassischen schwarzen Kostüm mit schräg sitzendem Hut zufährt. Und obwohl ihre Augen hinter einer riesigen Sonnenbrille verborgen bleiben, kann ich mich kaum zurückhalten, wenn sie mit ganz dunkelroten und offenen Lippen Zigarettenrauch aushaucht ...

Dass ich mich nicht wirklich für Männer interessiere, merkte ich erst ziemlich spät. Das mit den Jungen plätscherte immer so vor sich hin. Bevor es wirklich ernst werden konnte, zog ich mich stets zurück. Mit 16 hatten meine Freundinnen dann nur noch Themen, die sich in irgendeiner Weise um Männer drehten. Wenn sie von Sex sprachen, ekelte ich mich oft. Vor allem, wenn es um detailreiche Beschreibungen von Schwänzen ging. Die Dinger sind so widerlich! Und unästhetisch und hässlich, genau das Gegenteil von schön! Aber ich dachte damals, das fänden alle Mädchen, nur manche könnten eben besser drüber hinwegsehen. Frauenkörper habe ich schon immer viel schöner gefunden – ohne diese mysteriöse, herunterhängende Haut-Blut-Sehnen-Pumpe. Trotzdem wäre ich niemals auf die Idee gekommen, Frauen anzuflirten.

Bis ich von einer Frau angeflirtet wurde! Das war ein paar Wochen vor meinem siebzehnten Geburtstag und jetzt bin ich schon fast zwanzig. Es kommt mir so weit weg vor, als wäre das in einem anderen Leben gewesen: Ich war mit meinen Freunden in einem Club, in den wir öfter gingen. Kurz vor Mitternacht musste ich mir eine Aufsicht suchen, um bis zum Ende bleiben zu können. Ich fragte etwas ratlos herum und ein Typ, den ich vom Sehen kannte, schickte mich dann *zu ihr*. Sie war sehr dünn und groß und hatte kurze schwarze Haare. Aber sie wirkte überhaupt nicht männlich, ihre Bewegungen waren trotz der hervorstehenden Knochen nicht kantig, sondern sehr geschmeidig. Es gibt ja ganz männliche Lesben – und leider viel zu viele davon! Aber sie war anders. Natürlich wurde mir das nicht sofort bewusst, als ich sie bat, das Aufsichtsformular für mich auszufüllen. Elena schrieb mit schöner, enger Schrift. Auch Worte auf Papier können unglaubliche Anziehungskraft haben, mit Tinte und Leidenschaft verfasste Briefe sind greifbar gewordene, perfekte Momente. Die wenigen, die ich in meinem Leben bekommen habe, werden auch in sechzig Jahren noch in meiner Erinnerung sein und mich mit Schönheit in einem tieferen Sinn erfüllen. Ich unterhielt mich mit Elena über ganz oberflächliche Dinge, eigentlich war das überhaupt nicht spektakulär. In der Menge verloren wir uns nach ein paar Minuten aus den Augen, doch irgendwann, als der DJ nur noch schlechte Remixe brachte, lag auf einmal eine Hand an meiner Hüfte. Elena hatte mich angetanzt, genauso wie meine Freundinnen es gelegentlich taten. Während der ersten paar Lieder geschah nichts Besonderes, aber sie lächelte mich die ganze Zeit so ... ja, so verführerisch an und irgendwann lächelte ich genauso zurück. Ihre Augen waren groß und dunkel und sie erinnerte mich ein bisschen an Keira Knightley. Wie deren Nase war ihre etwas zu klein und ihre Lippen waren etwas zu groß, und obwohl es nicht zu passen scheint, sah sie genau deswegen so großartig aus. Und ihre Zähne waren so weiß und perfekt. Die sind mir generell ganz wichtig, ich schaue immer auf die Zähne! Schließlich zog sie mich am Handgelenk zu einem ziemlich abgelegenen Sofa und platzierte mich dort. Kurz darauf verschwand sie und kam dann mit zwei Gläsern Tequila wieder. Diese Geste, der »Frau einen auszugeben«, war so typisch männlich, dass mir in diesem Moment zum ersten Mal der Gedanke kam, dass das hier offensichtlich eine Anmache war. Und ich fand es so aufregend, dass ich total drauf abfuhr. Die Köpfe ganz dicht zusammengesteckt, flüsterten wir vor uns hin und sprachen über – komisch, aber wahr – Männer. Das alles war ein reizvolles Spiel und, mein Gott, ihre Stimme war so porno! Und irgendwann kam ihr Mund meinem näher, ich öffnete meine Lippen und sie fuhr mit ihrer Zunge blitzschnell über meine Zähne. Und dann küssten wir uns. Es war natürlich kein Riesenunterschied zu einem Kuss mit einem Mann, aber mein Gefühl dabei war anders. Die Nacht war viel zu schnell zu Ende und ich blieb allein mit einem extremen Chaos, das sich durch meine ganze Welt zog.

Auch noch einen Monat danach musste ich ständig an Elena denken. Wir hatten unsere Handynummern ausgetauscht und simsten häufig hin und her. Jede neue SMS ließ den Riss in meinem Leben tiefer werden. Es war nicht so, dass ich mir große Vorwürfe gemacht hätte, nicht heterosexuell zu sein. Damals formulierte ich den Gedanken noch gar nicht so aus. Ich hatte auch keine große Angst wegen meiner Freundinnen. Die würden das schon verstehen, dachte ich mir. Und wegen meiner Eltern machte ich mir auch überhaupt keine Sorgen. Die meisten meiner Freundinnen informierten ihre Eltern schließlich auch nicht über aktuelle Lover und ich sah kein Problem darin, meine Liebschaften vor Mama und Papa nicht zum Thema zu machen. Die einzige Angst, die mich wirklich beschäftigte, war die, etwas zu verpassen. Ich war mir noch nicht sicher, ob ich den Männern wirklich den Rücken kehren wollte. Schließlich tat ich etwas vollkommen Unnötiges: Ich schlief mit einem Jungen. Er machte zur selben Zeit den Führerschein und stand schon länger auf mich. Es war schon ein paar Mal vorgekommen, dass er mich nach der Fahrschule überredet hatte, mit ihm noch was trinken zu gehen, das war meistens ziemlich spät am Abend gewesen. So lief es auch dieses Mal. Er verhielt sich genauso wie immer, nur ich zeigte mich deutlich offensiver und nach kurzer Zeit landete er in meinem Zimmer und in meinem Bett. Ich glaube, andere Frauen hätten ihn richtig heiß gefunden. Er war fast 1,90 Meter groß und wirklich muskulös, so wie die Armani-Unterwäschemodels. Sein Gesicht war attraktiv, aber nicht schön, zumindest für mein Empfinden war das Kinn zu kantig. Ich kümmerte mich aber auch nicht so darum, ihn *schön* zu finden, ich war viel zu sehr damit beschäftigt, ihn *erotisch* zu finden! Na ja, was soll ich sagen, es haute nicht so recht hin. Die ganze Sache verlief zwar ohne größere Zwischenfälle, war aber alles in allem ziemlich uncool. Wenn wir bei ihm zu Hause gewesen wären, hätte ich ihn danach einfach liegen gelassen und wäre rausgerannt. So hatte ich ihn aber an der Backe und seine Augen versprühten Herzchen in meine Richtung. Heute kann ich die Geschichte mit einem Schmunzeln erzählen und muss dabei sogar lachen, aber damals fühlte ich mich so richtig scheiße. Nachdem ich ihn losgeworden war, saß ich ein paar Stunden heulend in meinem Bett rum. Dann rief ich Elena an. Wir trafen uns danach ein paar Mal, aber irgendwie verflog ihr Zauber schnell. Ich will mir kein allzu tiefgehendes Urteil über sie erlauben, weil ich sie eigentlich nur oberflächlich kennengelernt habe, aber für mich ist sie der Inbegriff von Inkonsequenz. Und das ist ein Charakterzug, den ich an anderen hasse. Das mit ihr war also ziemlich schnell vorbei.

Bald darauf teilte ich meinen Freundinnen mit, dass ich Frauen lieber als Männer mag. Die hatten schon geglaubt, dass ich in den letzten Wochen einen heimlichen Lover am Start gehabt hätte, und waren beinahe beleidigt, weil ich sie nicht eingeweiht hatte. Nach meiner Beichte, dass es sich nicht um einen muskulösen Adonis, sondern um Elena handelte, taten alle erst mal unbeeindruckt. Ich wohne in einer Großstadt. In unserem Jahrgang gibt es zwei Typen, die mit Plateauschuhen und Dauerwelle in die Schule kommen, ein ultraschwules und ein weniger schwules Pärchen und zwei Mädchen, die seit der achten Klasse nur Händchen haltend anzutreffen sind und im Unterricht laut über Familienplanung samt Spermaspende nachdenken. Es ist also definitiv nicht so, dass man irgendwie diskriminiert wird, weil man homosexuell ist. Ganz im Gegenteil: Manche finden dich dann ganz besonders spannend und wollen nur deswegen mit dir befreundet sein, weil du sozusagen die Quotenlesbe in der Facebook-Liste bist – so hat das eine Bekannte mal ausgedrückt, ich bin aber gar nicht im Facebook. Dieses ganze Posten und Veröffentlichen nimmt den Dingen ihren Zauber. Dabei macht doch nichts einen Menschen so attraktiv wie Geheimnisse. Vor allem die Faszination großer Idole der Film- und Musikgeschichte, wie Marylin Monroe oder Marlon Brando, liegt doch darin begründet, dass man sie nicht wirklich erfassen kann. Der Großteil der Menschen kannte nur ausgewählte Bilder von ihnen. Heute werden die Stars ständig fotografiert, jeder besitzt eine Handykamera. Und wie jeder normale Mensch sehen sie auf Spontanbildern auch nicht gerade schön aus. Zudem twittern sie ständig vor sich hin, um im Gespräch zu bleiben. Zwar kann man seinem Star dadurch jetzt so nahe sein wie nie zuvor. Aber dafür geht auch die Distanz verloren, die dem Ganzen seinen Reiz verleiht! Im Internet wird alles zur Diskussion gestellt, jeder kann alles und jeden bewerten. Schon deswegen kann es heute keine flächendeckenden Schönheitsideale mehr geben, weil immer ein paar User – schon aus Prinzip – einen Antikommentar abliefern müssen. Trotzdem bringt es natürlich nichts, sich dem Internet zu verschließen, darin liegt die Zukunft, ob man nun will oder nicht.

Im Jahr nach dem Abi werde ich erst mal einige Praktika machen: bei Fotografen, Journalisten und einer großen Marketingfirma. Ich will mich beruflich mal mit Werbung befassen und die wird ja immer häufiger nur im Internet geschaltet. Diesen Berufswunsch habe ich schon seit der achten Klasse. Eine Klassenkameradin hatte damals eine *Cosmopolitan* dabei und während sich eine meiner Freundinnen darüber aufregte, dass die Hälfte der Zeitschrift nur aus Werbung bestand, war ich total begeistert von den Fotos, mit denen Chanel, Omega, Dior, Jules Mumm, DKNY oder Lacoste warben. Für mich inszeniert Werbung den perfekten Augenblick. Aber das bringt mich nicht dazu, all die beworbenen Stücke auch zu kaufen. Von den großen Designern gibt es eigentlich auch keinen, der komplett umsetzt, wovon ich träume. Galliano macht ganz coole Sachen, aber ich finde eher interessant, wie er die Marke definiert. Ich bin ein totaler Fan von teuren Löcherhosen. Alle halten mich für bescheuert, weil ich viel Geld für eine zerrissene Jeans ausgebe. Ich mache auch gern selbst Sachen, mittlerweile kann ich ziemlich gut nähen. Im Sommer habe ich mir ein schwarz-silbernes Etuikleid genäht, momentan sitze ich an einer Bluse mit Riesenrüschen am Hals. Wird ganz schön opulent! Ansonsten sind es eher Musiker oder Schauspieler, beziehungsweise die Stylisten hinter ihnen, die einen Style kreieren, von dem ich mich gern inspirieren lasse. Den Heroin-Chic von Kate Moss finde ich ganz großartig, Taylor Momsen hat teilweise geniale Sachen an und Russell Brand und Katy Perry im Doppelpack – immer geil! Aber auch den Stil des frühen Hollywood – Elizabeth Taylor, Grace Kelly, Marlene Dietrich oder Ingrid Bergman – finde ich wunderschön. Außerdem bin ich ein großer Fan von Schmuck. Einer meiner Freunde ist Kunstschmied, er fertigt gelegentlich Armbänder oder Ähnliches nach meinen Skizzen an. Und ich habe mal drei Monate lang gekellnert, um mir eine Kette von ElfCraft zu kaufen, das ist ein kleines Label aus Hamburg. Auch die Kollektionen von Thomas Sabo sind oft toll, massiv und irgendwie Rock 'n' Roll.

Dass ein Mensch auf natürliche Weise so gut wie nie perfekt sein kann, finde ich richtig gemein von der Natur. Deshalb denke ich auch, dass Schönheitsoperationen total in Ordnung sind. Man sollte es aber nicht unbedingt übertreiben und am Ende wie Dolly Buster aussehen. Aber wenn man die finanziellen Möglichkeiten hat und unzufrieden mit seinem Aussehen ist, warum nicht? Gefährlich wird es nur, wenn man sich dazu entschließt, um anderen zu gefallen. Eine meiner Freundinnen streitet sich mit ihren Eltern gerade über ihr Abigeschenk. Die Eltern sind ziemlich wohlhabend und wollen ihr ein Auto schenken, aber sie wünscht sich Po-Implantate. Sie sieht eigentlich toll aus, weil sie sehr hart an sich arbeitet. Nur ihr Po bleibt flach. Nachdem ihr in der neunten Klasse mal ein Exfreund vorgeworfen hatte, dass sie keinen Arsch hätte und deswegen quasi nie als wirklich heiß gelten könne, hat sich der Gedanke so in ihr festgesetzt, dass er mit der Zeit zu einem wichtigen Teil ihres Lebens wurde. Klar, für Außenstehende klingt das verrückt. Aber wenn sie damit glücklicher als mit einem Auto ist, dann soll sie das doch machen!

Ich selbst bin mit meinem Po zufrieden, auch weil mein Sportschwerpunkt darauf liegt, ihn rund und knackig zu erhalten. Dafür habe ich ein Problem mit meinen Oberarmen. Wenn ich Krafttraining mache, sehen sie viel zu männlich aus. Und wenn ich nichts mache, schwabbeln sie unschön. So ähnlich verhält es sich auch mit meinen Lidern, die schon jetzt wie richtige Schlupflider aussehen. Sobald ich genug Geld zusammenhabe, lasse ich sie mir straffen. Moralische Bedenken habe ich da keine. Warum sollte es gottgewollt sein, dass der eine hässlicher ist als der andere? Ich glaube ja, dass die meisten Menschen, die sich so krass gegen Schönheits-OPs aussprechen, nur neidisch sind, weil der, der was an sich machen lässt, hinterher besser aussieht. Sie selbst sind sicher nur zu feige! Trotzdem – und das weiß auch ich – führt ein kosmetischer Eingriff nicht zur Metamorphose vom hässlichen Entlein zum schönen Schwan. Denn auch wenn man die Schwabbeloberarme und Schlupflider mal außen vor lässt, bin ich wegen meines Gewichts immer noch nicht mit mir zufrieden. Eigentlich mache ich ständig Diäten, aber mein Ziel ist irgendwie nicht in greifbarer Nähe, weil ich dafür zu inkonsequent bin. Das Gefühl des Versagens, wenn man nach der selbst gestellten Frist immer noch keine sichtbare Verbesserung bemerkt, ist sehr unangenehm. Wenn es eine Möglichkeit gäbe, sich Fett dauerhaft entfernen zu lassen – bei mir besonders an den Oberschenkeln –, dann würde ich sie sofort ergreifen! Vor allem wenn ich vor anderen Menschen nackt bin, frage ich mich oft, ob ich jetzt scheiße aussehe, ob meine Haut glänzt, meine Oberschenkel dick und zusammengequetscht rüberkommen oder meine Haare klebrig wirken. Denn bei Leuten, vor denen man sich nackt zeigt, ist das gleich doppelt kompliziert. Denn von ihnen wünscht man sich ja am allermeisten, dass sie einen schön und sexy finden. Ich sehe auf eine Art gut aus, sagen manche Typen. Aber nun mal eben nicht auf *die* Art, die ich mir wünsche! Und das können andere oft nicht verstehen. Als hätte ich kein Recht darauf, über meinen Körper unglücklich zu sein, nur weil es ein paar spitze Kerle gibt, die auf ihn abfahren.

Oft oder eigentlich immer, wenn ich ein Auge auf jemanden geworfen habe, der aber nichts erwidert, schiebe ich das auf mein Aussehen. Ist ja klar, der Charakter kann es doch gar nicht sein, wenn man sich noch so gut wie gar nicht kennt. Manche Menschen haben eine Ausstrahlung, die sie unglaublich begehrenswert macht, selbst wenn man sie überhaupt nicht kennt. Das hat dann vielleicht auch was mit Erotik zu tun und dem Wunsch, etwas von dieser Aura in sich aufzunehmen, in der Umlaufbahn dieser Sonne zu sein. Es gibt auch solche Männer, da zählt das Geschlecht einfach nicht. Ich habe auch einmal mit einem schwulen Mann geschlafen, auf einer Party, er hat mich mit seiner Stimme angezogen, die irgendwie flirrend und leicht klang, fast wie ein Summen. Auch David Bowie oder Pete Doherty gehören zu den wenigen Männern, für die ich eine Ausnahme machen würde.

Keiner von denen ist besonders schön, es geht nur um ihre Seelen, um das, wofür sie leben und was sie ausdrücken. Das Heruntergekommene, Abgründige fasziniert viele, ich nehme mich von ihnen nicht aus. Weil man denkt, diese Menschen wissen etwas oder können etwas sehen, was unseren Augen verborgen bleibt. Ich mag auch den exzentrischen Style, dieses leicht Abgefuckte, aber zugleich Edle. Makellose Schönheit wirkt auf uns hingegen so begehrenswert, weil sie nur für den Augenblick besteht, ihre Vergänglichkeit ist das wahre Geheimnis. Und natürlich auch, weil sie in ihrer Exklusivität kaum zu überbieten ist. Es ist die Umschreibung für alles, was man erstrebt, aber (fast) nie bekommt. Die Schönheit von menschlichen Gesichtern ist nur ein winziger Teil dessen, vielleicht sogar der unwichtigste. Auch wenn ich selbst immer von perfekten Menschen angezogen sein werde, sind die für mich wirklich fesselnden Begegnungen die mit Gezeichneten, Draufgängerischen, Schwankenden. Mich faszinieren Menschen, die sich von den gängigen ästhetischen Vorstellungen – und dadurch auch von einer anerkannten Moral – loslösen. Vielleicht hatte George Bernard Shaw recht: »Schönheit ist nach drei Tagen genauso langweilig wie Tugend.«

BRIAN KEITH, 17 JAHRE

Ich hoffe, der hässlichste Junge für dich zu sein

»Manche denken ja, weil ich Asiate bin, steh ich nur aus Asiatinnen, aber ich habe überhaupt keine speziellen Vorstellungen. Meine Mädchen sind alle wunderschön.«

ICH GEB'S ZU, MEINE STYLE-LAUFBAHN HAT MIT EINEM FASHION-FAUX-PAS BEGONNEN: PICALDI. Als ich so zwölf, 13 war, habe ich mit den Baggys angefangen und Picaldi-Hosen sind da natürlich Standard. Leider muss ich gestehen, dass ich diesen unsäglichen Trend in meinem Freundeskreis setzte, aber irgendwie trugen damals alle diese Hosen, sie waren cool. Dazu hatte ich auch noch mit viel Gel aufgestellte Haare und schlurfte in Jordans, diesen fetten U-Boot-Turnschuhen, durch die Welt. Es gibt ja dieses Vorurteil, dass Picaldi-Hosen-Träger zu Aggressionen neigen – und das stimmt. Man fühlt sich viel gefährlicher. Obwohl ich voll im Gangsterlook rumlief, Emos und Skater hasste und Sido hörte, schenkte ich meine Liebe immer dem Rock, Metallica waren meine Götter.

Nachdem ich die Picaldi-Phase überwunden hatte, trug ich hauptsächlich H&M, Regular Fit und so was. Da mochte ich dann auf einmal Hemden, Westen und Krawatten – alles, was brav aussieht –, ich wurde auch voll der Markenfreak und konnte mich total für Tommy Hilfiger und Joop begeistern. Irgendwann kam ich auf den Geschmack, spitze Herrenschuhe und Röhrenjeans zu tragen, dahingehend wurde ich vor allem durch ältere Freunde beeinflusst. Aber ich habe mich immer wohlgefühlt in dem, was ich anhatte.

So richtig zum Modepro wurde ich, als ich anfing, in dem Laden 874 in der Münchner Innenstadt zu arbeiten. Das hat mich versaut. Ich kannte das Geschäft schon länger, hatte mich aber nie getraut, dort was zu kaufen. Die sind da echt freaky, haben so einen Mix aus leger und Snob – nicht nur für Skater oder Hopper, sondern für alle, das ist das Tolle. Ein Kumpel hatte damals gemeint, die wären da total nett, und dann überwand ich mich und fragte dort nach einem Job. Es ist eine Ehre, da zu arbeiten! Mein persönlicher Verkaufsrekord im 874 waren fünf Paar Schuhe an eine Person, die ich persönlich kannte. Ich habe inzwischen so unglaublich viel über Klamotten gelernt, die ganzen Hintergründe sind mir jetzt bekannt. Über American Apparel weiß ich zum Beispiel einiges: Irgend so ein Kerl in Kalifornien, der Wert auf Basics legt, wollte eine Firma gründen, die für die gute Verarbeitung von Kleidung steht und sich für Immigranten einsetzt. Die Models in seinen Katalogen waren und sind zum Teil auch heute noch seine Mitarbeiter. Ob die Arbeitsbedingungen immer noch so gut sind wie vor einigen Jahren oder ob die mit der Produktion mittlerweile auch nach Mexiko ausgewandert sind, ist mir nicht so ganz klar. Aber der Grundgedanke ist doch sehr spannend! Der Name 874 kommt übrigens vom populärsten und meistverkauften Dickies-Modell.

Wenn man sich so intensiv mit Marken, Schnitten und Stilrichtungen beschäftigt, verändert das ziemlich die Sicht darauf, wie man sich selbst anzieht und was die anderen anziehen. Man muss offen sein, um sich in die Kleidungsstücke zu verlieben. Ich wusste zum Beispiel nie, dass ich auf tätowierte Frauen stehe, aber wenn die auf T-Shirts gedruckt sind, ist das echt hammer!

Ich bin auch viel ordentlicher geworden, meine Sachen daheim räume ich inzwischen genauso wie im Laden auf. Ich besitze drei Kleiderschränke: Der eine ist für die edlen Sachen, mehrere Anzüge in Schwarz, Grau, Navyblau, und Hemden in allen Farben außer Lila, dazu Fliegen und Krawatten. In dem anderen Schrank sind meine 874-Sachen, Upper Playground, The Hundreds, Dr. Denim, Beastin und Brixton. Vor allem lässige Sachen, viele Farben und Neon-Teile. Und im letzten Schrank sind meine ganzen Vintage-Teile, ich bin gerade total auf dem Vintage-Trip. Auf Nachtflohmärkten oder Kleiderbasaren kaufe ich viel Zeug. Ich bin ein Chamäleon, weil ich nicht nur einer Stilrichtung treu bleibe, sondern alle mische.

Wenn ich an Schönheit denke, sehe ich eigentlich immer bestimmte Personen vor mir, insbesondere meine Freundinnen. Für mich ist jemand nicht schön, wenn er nur rein äußerlich irgendwie gut aussieht, ich muss mich mit demjenigen auch gut verstehen.

An mir und bei meinen Kumpels ist mir aufgefallen, dass Jungen entgegen dem gängigen Klischee eigentlich viel weniger oberflächlich als Mädchen sind. Obwohl es natürlich schon so ist, dass die schönsten Mädchen oft die unansehnlichsten Typen haben. Ich habe mal den Anmach-Spruch erfunden: »Die geilsten Mädchen kriegen die hässlichsten Jungen, ich hoffe, dass ich für dich der hässlichste Junge bin!«

Seitdem ich im 874 gearbeitet habe, sehe ich den Leuten auf der Straße an, ob sie die Sachen wirklich mit Attitüde tragen oder ob sie das Zeug nur gekauft haben, weil sie denken, dass es cool ist. Manche tragen die Teile mit einem solchen offensichtlichen Darstellungswillen, dass sie deswegen so herausstechen. Ihre Klamotten passen überhaupt nicht zu ihnen und wirken viel zu aufdringlich. Ich finde so was nicht schön, die Leute kommen so rüber, als hätten sie nur ihr Äußeres und müssten sich dahinter verstecken. Es ist besser, eine Ausstrahlung zu besitzen, die den Raum ausfüllt.

Ich stehe auf Accessoires. Meine Melone ist genial und nicht jeder hat eine! Und ich mag Uhren, Geldbeutel und Taschen. Eigentlich trage ich immer Taschen, und zwar zu jedem Outfit eine passende, besonders gern mag ich meine Hilfiger-Tasche, aber auch College-Umhängetaschen, einfache Stoffbeutel oder Rucksäcke werden von mir benutzt.

Stil ist schon auch eine Geldsache, denn wenn man das Geld nicht hat, kann man sich nicht kaufen, was man will, also kann man auch nicht tragen, was man will. Ich bekomme zur Zeit im Monat nur vierzig Euro Taschengeld und gebe Gitarrenunterricht. Damit komme ich aus.

Wen ich echt bewundere: Bruno Mars, den finde ich großartig, von vorn bis hinten! Aber auch Justin Timberlake oder Chris Brown – von dem habe ich echt alle Alben – sind inspirierend. Style hängt meiner Meinung nach unmittelbar mit Musik zusammen, neben Klamotten konsumiere ich auch unglaublich viel

Musik. Die Künstler vermitteln mit ihren Songs *und* mit ihrer Kleidung ein bestimmtes Lebensgefühl, bei Bruno Mars wird das sehr deutlich. Ich glaube, dass jeder durch das, was er mit seiner Kleidung oder seiner Kunst ausdrückt, attraktiv für andere sein kann.

Bevor ich in der Früh rausgehe, mache ich mir schon Gedanken, was ich anziehe. Aber wenn ich mal keinen Bock habe, dann ist es für mich auch nicht so schlimm, in einem gammligen Outfit gesehen zu werden. Im Sommer strahle ich manchmal mit einer Schlaghose von meinem Dad, Flipflops und 'ner Ukulele über der Schulter aus dem Haus. Neben diesem Instrument spiele ich noch Percussion. In meiner Band bin ich Gitarrist und zweite Stimme – ich singe für mein Leben gern. Wir heißen Peaze Pool Republic und bei uns schreiben alle an den Texten. Wir sind nur Philippinos und treten auch hauptsächlich auf Philippino-Partys auf. Gerade um die Isar rum gibt's da eine riesige Community. Ich spiele viele Songs nach, auch Lenny Kravitz oder Bruno Mars, und versuche daraus eigenes Zeug zu entwickeln. Wir streben aber keine Karriere als Popstars an, wir wollen mit unserem Ska-Reggae-Mix nur die Leute unterhalten.

Ich habe kein genaues Bild von meiner Traumfrau. Manche denken ja, weil ich Asiate bin, steh ich nur auf Asiatinnen, aber ich habe überhaupt keine speziellen Vorstellungen. Meine Mädchen sind alle wunderschön. Caro ist groß, brünett und extrem schlank und uns verbindet die Liebe zum Essen, wir essen echt in jeder Pause. Amelie ist kleiner als ich, rothaarig, wunderbar kurvig. Und das Schönste an ist ihr Lachen! Lea ist auch rothaarig, aber gefärbt, sie wechselt ihre Haarfarbe ständig, sie hat einen echt guten Vorbau und was ich an ihr liebe, ist ihre Tollpatschigkeit und dass wir alles voneinander wissen und alle Details unseres Lebens miteinander teilen. So ähnlich ist es auch mit Sonze, sie ist echt großartig, so eine Balkanschönheit mit einer Hammerfigur und echten wasserstoffblonden Haaren. Und ich liebe ihren Akzent.

Ich mache meinen Mädels und überhaupt meinen Freunden gern Geschenke. »Hey, gefällt's dir? Gehört dir!« Weil ich finde, dass Großzügigkeit einer der schönsten Charakterzüge überhaupt ist. Ich frage mich nie, ob sich das für mich lohnt oder ob ich dafür was zurückkriege. Obwohl ich mich natürlich auch über Geschenke freue, manchmal über die kleinsten Sachen. Eines Abends habe ich Sonze Oliven mitgebracht, weil es bei *How I Met Your Mother* doch diese Theorie gibt: »Wenn du Oliven hasst, musst du eine Frau suchen, die Oliven mag!« Und Sonze liebt Oliven, ich nicht. Irgendwann im Laufe der Zeit habe ich noch die Rosinentheorie hinzugefügt, um Zufälle ein bisschen weniger wahrscheinlich zu machen: Wenn du Rosinen magst, musst du dir eine Frau suchen, die Rosinen hasst. Und Sonze hat mir eine Packung wunderbarer Rosinen geschenkt, obwohl sie Rosinen hasst. Sie versucht, mich glücklich zu machen und das bedeutet mir echt viel, *sie* bedeutet mir echt viel. Ein anderes Geschenk, das ich nie vergessen werde, waren 500 Wattestäbchen, von denen werde ich so high, ich gehe total auf die Teile ab – da hatte mal jemand auf die Details geachtet.

Es sind die unbedeutendsten Sachen, die aber eine so individuelle Bedeutung haben, dass sie schön machen. Obwohl es natürlich auch Eigenschaften gibt, die auf fast alle Menschen – oder Mädchen – attraktiv wirken. Die meisten Mädchen stehen zum Beispiel auf Musiker, weshalb ich einer geworden bin. Sonst hänge ich aber nicht an Klischees. Ich bemühe mich, keine Vorurteile zu haben, auch wenn man natürlich immer versucht ist, anhand optischer Eindrücke zu urteilen. Gerade wenn es ums Aussehen geht, ist man oft versucht, von einem perfekten Äußeren auf ein perfektes Leben zu schließen. Deshalb würde ich niemals so ein ultrahübsches Mädchen, perfekt gestylt und komplett makellos, ansprechen, weil ich schon beim Anblick denken würde: Die sucht doch einen perfekten Typen. Und perfekt bin ich nicht. Ich habe eine kleine Problemzone: meinen Bauch. Der sollte eigentlich schlanker sein. Aber bei Frauen finde ich, dass es zu einer guten

Figur gehört, wenn da ein kleines bisschen Bauch ist! Nicht total fett, aber etwas sollte schon da sein. An anderen Stellen natürlich auch.

Ich bin kein wirklicher Sportfan. Auf den Philippinen war ich auf einer katholischen Privatschule, auf der ich Basketball und Volleyball spielen durfte. Als ich mit zehn nach Deutschland kam, fing ich mit Fußball an. Ich laufe nur, wenn ich einen Ball am Fuß oder in der Hand habe, alles andere ist mir zu langweilig. Ich habe zwar meine Hanteln und so eine Stange daheim, aber die kommen nur zum Einsatz, wenn ich an meinen Oberarmen fühle, dass es mal wieder höchste Zeit ist. Es gibt viel Wichtigeres als Sport. Zum Beispiel Essen. Ich liebe Gemüse und Fleisch. Wenn mir eine Person wichtiger als Essen ist, dann hat sie es geschafft.

Gerade was mein Aussehen betrifft, habe ich mich früher oft gefragt, was die anderen über mich denken. Aber heute besitze ich so viel Selbstbewusstsein, dass ich die Einstellung vertreten kann: Wenn ich jemandem nicht gefalle, dann ist es sowieso vorbei, er muss *mir* gefallen. Ich gebe nur was darauf, was meine Mädels sagen, fremde Leute sollen denken, was sie wollen. Ich liebe zum Beispiel meine Supra Pilot Cabernet Patent, das sind rotweinfarbene (deswegen Cabernet) Lackschuhe, die sind mir absolut heilig. Und die mag fast keiner außer mir und ein paar Freunden, weil sie echt Geschmackssache sind. Ich besitze echt viele Schuhe, zu jedem Style ein eigenes Paar, insgesamt so um die zwanzig! Ansonsten mag ich es eher nicht so auffällig.

Was ich momentan total gern hätte, ist ein Bart. Vielleicht kein Vollbart, aber so ein Dreitagemodell wäre schon geil. Oder so ein geflochtenes Zöpfchen am Kinn … Tja, aber bevor ich jetzt auch noch von einem nach oben gezwirbelten oder von einem Ziegenbart träume, sollten die Haare erst mal wachsen. Ich habe am gesamten Körper kaum Haare, nur auf dem Kopf, da sind sie extrem dicht und fest, aber auf den Armen oder Beinen findet sich fast nichts. Was auch nicht so tragisch ist. Wer will schon Brustpelz?

Grundsätzlich komme ich mit mir und meinem Körper klar, manchmal habe ich totale Schamgefühle und manchmal überhaupt nicht. Mädchen machen sich da im Allgemeinen, glaube ich, mehr Sorgen um das, was die anderen denken! Ich kenne viele Mädchen, die Diäten machen. Sie haben's zwar nicht nötig, aber es gibt ihnen wohl das Gefühl dazuzugehören, weil es echt alle machen und weil es so ein großes Thema in der Gesellschaft ist. Mädchen beurteilen sich auch deswegen strenger, weil sie viel mehr Kriterien haben, gerade, was Jungs betrifft. Wir Jungs sehen ein Mädchen und die einzige Frage ist: Gefällt es mir? Ja oder nein!? Und wenn ich dann verliebt bin, ist mein Mädchen für mich sowieso das Nonplusultra an Schönheit, dann ist alles entschieden.

»Und wahrlich! Preis und Dank gebührt
der Kunst, die diese Welt verziert.«
Wilhelm Busch

ICH DANKE:

- Mamili und Papili, und allen anderen aus meiner Familie, die meine Begeisterung so geduldig ertragen. Bernie und Martin, großes Dankeschön fürs Fahren!
- dem geilsten Verlag der Welt, insbesondere meiner nervenstarken Lektorin Annika, der allerbesten Programmleiterin Jenny, meinem Lieblingsverleger Oliver und den tollen Julias aus der Presseabteilung.
- all meinen Gesprächspartnern! Anouk, Lenn, Jonas und Oki-Boy besonders für die amüsanten Telefonstunden. Anni, ich liebe dich. Benjamin, Catia, Marc und Hedi – danke für die strahlenden Stunden mit einzigartigen Gesprächen.
- Mark Zuckerberg für die Erfindung von Facebook, was meine Recherche erheblich erleichterte.
- den ständigen Gästen im Epizentrum der Diss-Area. Franziska und Isabell fürs Sternegucken, gemeinsame Gammeln, Partymachen, Moritz (mein Dönerengel), Sarah, Carina, Toni, Steffi und Anna, weil uns nur noch gute zehn Zentimeter zum gemeinsamen Glück fehlen, Flo (den wir nur schätzen, weil er geil ist), Julia und ihrer Vorglührunde: Kito, Nick, Thiel, Joshi, etc., Markus, Peterli, Alex (zweimal), Anna-Sophie (Broken Glas – Just Like Glitter!), Bea und dem Marilyn-Monroe-Aschenbecher.

DIE AUTORIN

Katharina Weiß, Jahrgang 1994, besucht derzeit die elfte Klasse eines Gymnasiums in der Nähe von München. Schon in der Grundschule begann sie mit dem Schreiben, später textete sie für die Jugendseite einer Lokalzeitung und entdeckte dabei ihr Talent, die richtigen Fragen zu stellen. Nach dem SPIEGEL-Bestseller *Generation Geil* ist *Schön!?* ihr zweites Buch.

Katharina Weiß
SCHÖN!?
Jugendliche erzählen von
Körpern, Idealen und Problemzonen

ISBN 978-3-86265-038-5

Lektorat: Annika Kühn
Coverfoto: © www.alleyesonyou.info
Olga Maier (Foto) & Sylvia Blochwitz (Styling)

KATALOG
Wir senden Ihnen gern kostenlos unseren Katalog.
Schwarzkopf & Schwarzkopf Verlag GmbH
Kastanienallee 32, 10435 Berlin
Telefon: 030 – 44 33 63 00
Fax: 030 – 44 33 63 044

INTERNET | E-MAIL
www.schwarzkopf-schwarzkopf.de
info@schwarzkopf-schwarzkopf.de